EXERCITANDO O CORPO E A ALMA

MOVIMENTOS COM ENERGIA E CONSCIÊNCIA

Jalieh Juliet Milani
Dra. Alessandra Shepard

EXERCITANDO O CORPO E A ALMA

MOVIMENTOS COM ENERGIA E CONSCIÊNCIA

Exercícios e Movimentos Energéticos para
Integrar Corpo, Coração, Mente e Alma

Tradução
SÍLVIO NEVES FERREIRA

Revisão técnica
MONICA S. BORINE MS.

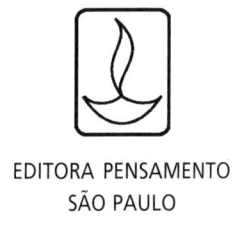

EDITORA PENSAMENTO
SÃO PAULO

Fotos do texto usadas com a permissão de Gastao Guedes.

Design da capa: Gastao Guedes e Jalieh Milani.

Modelos das fotos: Andréa Castro Jota Teixeira, Célia Isabel Rodrigues, Eduardo Luiz Davidoff Chagas Cruz, Gustavo Alejandro Rodriguez, Mariella Bondezan Afonso Rodriguez, Vera Dutra.

Dados Internacionais de Catalogação na Publicação (CIP)
(Câmara Brasileira do Livro, SP, Brasil)

Milani, Jalieh Juliet
    Exercitando o corpo e a alma : movimentos com energia e consciência / Jalieh Juliet Milani, Alessandra Shepard ; tradução Sílvio Neves Ferreira; revisão técnica Monica S. Borine Ms. – São Paulo : Pensamento, 2007.

    Título original : Flexing your soul.
    Bibliografia.
    ISBN 978-85-315-1495-1

    1. Chakras 2. Exercícios de alongamento 3. Saúde – Promoção 4. Vitalidade I. Shepard, Alessandra. II. Título.

07-2804   CDD 613.71

Índices para catálogo sistemático:
1. Exercícios energéticos : Promoção da saúde   613.71
2. Movimentos energéticos : Promoção da saúde   613.71

O primeiro número à esquerda indica a edição, ou reedição, desta obra. A primeira dezena à direita indica o ano em que esta edição, ou reedição, foi publicada.

Edição	Ano
1-2-3-4-5-6-7-8-9-10-11	07-08-09-10-11-12-13-14

Direitos de tradução para a língua portuguesa
adquiridos com exclusividade pela
EDITORA PENSAMENTO-CULTRIX LTDA.
Rua Dr. Mário Vicente, 368 – 04270-000 – São Paulo, SP
Fone: 6166-9000 – Fax: 6166-9008
E-mail: pensamento@cultrix.com.br
http://www.pensamento-cultrix.com.br
que se reserva a propriedade literária desta tradução.

Dedicatória

A John Pierrakos, fundador e divulgador da Core Energetics como um processo de transformação que integra o corpo, os sentimentos, a mente e a alma por meio do direcionamento intencional da consciência, dedico as páginas a seguir. Foi por meio desse espírito pioneiro, intenso e inspirador que estes Movimentos Energéticos manifestaram-se como uma experiência para mim.

A Siegmar Gerken, por ter mostrado e empregado o seu talento criativo, e por guiar-me intuitivamente rumo aos meus primeiros passos no caminho do despertar de meu corpo para o chamado de meu coração e para a conscientização de minha mente.

Aos meus pais, Paul e Alessandra, que têm sido uma fonte de inspiração como pessoas sinceras e devotadas que buscam o caminho da autodescoberta e da auto-revelação, dedico as páginas a seguir. Por meio de suas incansáveis e contínuas busca e cooperação, fui apresentada a John Pierrakos em um dos seus workshops como um presente de aniversário.

A Connie Zakos, que, com sua generosidade de espírito, bondade de coração e prazer de viver, tornou possível para mim iniciar minha jornada em direção ao meu Core (centro), abrindo sua casa e seu coração para que eu pudesse continuar o treinamento em Core Energetics.

À minha filha Allegra e ao meu filho Daniel Badi, que, por meio de seus sorrisos e movimentos, manifestam a alegria e a gratificante experiência da corporificação da vida, à medida que eles, passo a passo, escolha a escolha, despertam e conduzem sua energia e a sua consciência em direção e para dentro da espiritualidade.

Ao meu marido, Peiman, que me encorajou silenciosa e pacientemente como apoiador constante de meu ser enquanto ele é posto à prova, expande-se e contrai-se, e na medida que diariamente escolhemos partilhar e trilhar o caminho da descoberta e da revelação de si mesmo e do outro.

Ao nosso Criador, confesso-me eternamente reconhecida e grata por ter concedido a esta figura humana uma consciência e uma profunda ânsia para buscar, transformar-se, amar e servir enquanto procura percorrer os Seus numerosos mundos...

Jalieh

Dedico este trabalho a Raymond Paul Shepard, meu parceiro de vida. Juntos, temos percorrido permanentemente os muitos caminhos de Deus, e a quem confesso minha gratidão.

Aos meus pais, Sara e Irv, por sua paciência e por seu amor.

Meus filhos, Warren, Erica, Andrea, Eloy Ramin e Jalieh Juliet, vocês são filhos da luz e do amor, adoro e respeito vocês. Tem sido tanto uma alegria quanto um desafio participar de suas vidas.

É com a mais profunda gratidão que também dedico este livro a John e Eva Pierrakos; a John pelo desenvolvimento da Core Energetics e por ser meu mestre; e a Eva pela criação do Pathwork, a base espiritual para este trabalho.

Alessandra

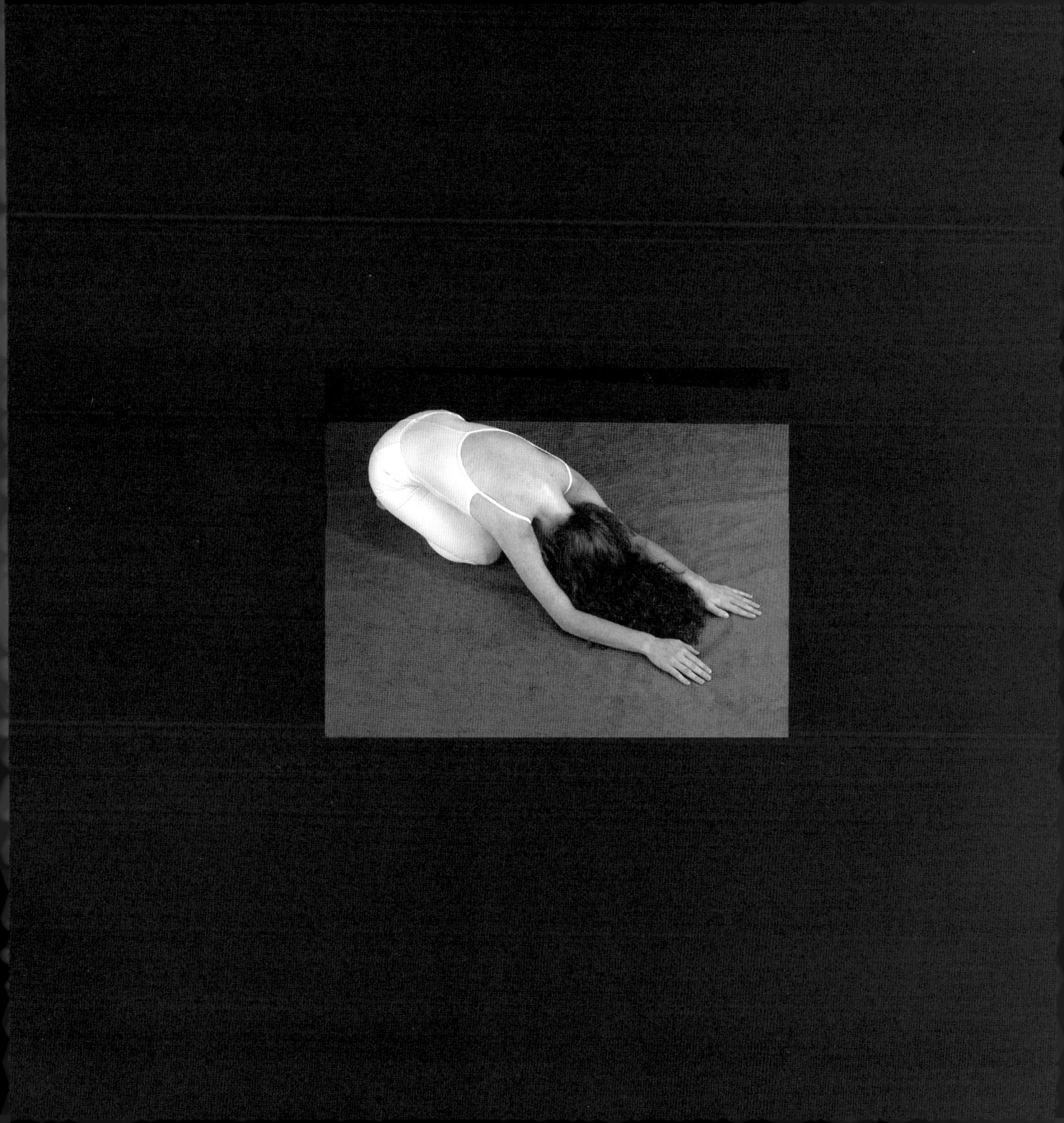

Sumário

Prefácio

Nosso corpo é o instrumento para a experiência física de nossa Existência. Ele possibilita manter contato, sentir, mudar, explorar e criar em um nível físico. Por isso, damos grande valor e atenção ao nosso corpo, em termos de saúde, exercícios físicos, aparência, e assim por diante. No entanto, também podemos amar a nós mesmos, resumindo a vida à existência física, esquecendo que esse instrumento é também o portador de nossa vida emocional e de nossa capacidade mental, e um canal por meio do qual nossa essência se revela.

De acordo com o que afirmamos acima, todas as características emocionais e intelectuais da vida fluem em uma corrente que se manifesta em um movimento que eu chamo de A Pulsação de Sua Vida (ver exercício na p. 67). Isso inclui todas as funções de nossa vida, a partir do processo metabólico e das reações emocionais. Nossa capacidade de pensar, sentir, integrar e direcionar está fundamentada nessa pulsação natural de nosso ser.

Contudo, desde o nascimento até a idade adulta, temos de lidar com intrusões em nossa maneira de ser. Dependendo das circunstâncias exteriores e de nossa capacidade para descobri-los, desenvolvemos mecanismos protetores, como reduzir a velocidade ou reter a respiração, contrair os músculos, não reagir emocionalmente, ou outros, o que resulta na redução de nossos sentimentos e de nosso estado de consciência. Enfim, isso limita nossa percepção da realidade, o desenvolvimento de nossa consciência e de nossa vida. Tudo isso restringe o fluxo da energia vital e leva a pontos inativos no corpo humano e no sistema energético. Em minha atual pesquisa com naturalistas e médicos, podemos documentar objetivamente esse fato por meio de diagnósticos por raios infravermelhos, emissão de fótons e outras medições científicas.

A vida é expressa através de suas pulsações. A mudança é definida pelo movimento; portanto, quanto mais possibilitamos o movimento consciente em todos os nossos níveis de existência, mais nos sentimos bem e mais nos expressamos de maneira criativa, como também possibilitamos a expansão de nossa consciência e dos movimentos espirituais.

Para auxiliar as pessoas a manter e ampliar a sua integridade física, mental, emocional e espiritual, Jalieh Milani e Alessandra Shepard escreveram um livro extremamente abrangente de exercícios holísticos. As Autoras praticaram e estudaram esses exercícios em nossos treinamentos experimentais. Como praticantes e professoras da cura espiritual, desenvolveram e aperfeiçoaram sua técnica e daí, com sua experiência profissional e habilidades artísticas, escreveram *Exercitando o Corpo e a Alma,* direcionado à pessoa como um todo.

Jalieh Milani e Alessandra Shepard escrevem com um firme propósito de favorecer o bem-estar de seus clientes e da humanidade em geral – com fervor, conhecimento e honestidade. Além disso, *Exercitando o Corpo e a Alma* é ímpar no sentido de chamar a atenção para o que a pessoa está sentindo energética e emocionalmente no momento. É como se estivéssemos seguindo um fio para ver aonde ele nos leva, sabendo que cada experiência é única e depende da maneira como reagimos a cada exercício. O valor deste trabalho está em sua capacidade para nos despertar ainda mais. Ao despertarmos, a consciência se expande, e, com isso, também o nosso poder individual para influenciar e contribuir para a nossa vida e a dos outros.

Sei que este livro irá chegar às mãos de muitos praticantes holísticos e de pessoas que se preocupam com o corpo, interessadas em melhorar a sua vida. Com estes exercícios, aumentamos nosso potencial para ativar o fluxo de energias relacionadas com a nossa essência, possibilitando que se realize o que desejamos de todo coração e para nos movimentarmos em direção à maior unificação do nosso ser.

Siegmar Gerken, Ph.D.
*Diretor do Instituto de Treinamento **Core Energetics***
Mendocino, Califórnia, EUA

Introdução

Exercitando o Corpo e a Alma – Movimentos com Energia e Consciência é um manual prático de Exercícios Energéticos para todo o seu corpo e para a totalidade de seu ser. Os exercícios e os movimentos apresentados neste manual estão baseados em uma premissa muito específica a respeito da natureza da realidade humana. Isto é, que a alma, a consciência humana, é a indivisível e imutável essência de quem nós somos. A alma vem em primeiro lugar, junto com a consciência. Quando a alma se une com o corpo, se integram e tornam-se um só. A semente de nossa realidade física é a nossa consciência. Nosso corpo, nossas idéias, crenças e emoções são as formas vivas de nossas experiências na vida. Eles se formam e modelam a si mesmos de acordo com a maneira como aprendemos a sobreviver e viver em nossa família, em nossa comunidade e no mundo.

O objetivo destes exercícios é nos ajudar a atingir e manter uma vida mais autêntica e completa. Isso é feito através da experiência direta da desobstrução e do fluxo da energia em nosso corpo com nossos pensamentos e sentimentos. À medida que essa integração torna-se cada vez mais possível, podemos atingir um estado de acordo com ela.

Aquilo em que eu creio,

o que eu penso e

o que eu sinto,

estão unificados

e refletidos

naquilo que faço e experimento

e, portanto,

em quem eu sou

aqui e agora.

Por meio da prática contínua dos Exercícios Energéticos aqui apresentados, você irá ativando cada vez mais sua energia e sua consciência e gerando uma maior coerência e integração de seu corpo, de suas emoções, de sua mente e do seu espírito. Você irá aperfeiçoar a sua habilidade para manter e partilhar uma vida plena de alegria e amor.

Os exercícios contidos neste manual podem ser usados individualmente como apoio à exploração e ao desenvolvimento autocontrolados, ou para um trabalho mais profundo com um terapeuta corporal. Veja maiores informações na seção deste manual intitulada **O que é a Core Energetics?**

Este manual é singular porque focaliza exercícios que induzem uma sensação de estar presente no AGORA com nossa energia. Ele solicita que a pessoa, ao realizar os exercícios, tenha em mente que está em conexão com seus sentimentos e emoções, e também propensa a questionar gradativamente a totalidade das suas idéias e crenças. Isso não é enfatizado na maioria dos programas de exercícios. A maioria dos programas de exercícios tem um foco totalmente diverso, enfatizando a repetição rítmica e cada vez mais automática de movimentos. Não é necessário estar presente em cada movimento do corpo de uma pessoa enquanto realiza outros exercícios. Assim, os movimentos tornam-se automáticos. Quando praticamos conscientemente os exercícios deste manual, estamos abrindo uma porta para que algo novo possa acontecer. Estamos trazendo consciência para o nosso corpo. Neste caso, o corpo é matéria. Estamos materializando em um sentido mais profundo quando praticamos os exercícios. Estamos *presentes* no momento – estamos em conexão com nossos sentimentos e vivenciando os movimentos em nosso corpo. Nossa mente está conectada com o que está acontecendo com nosso corpo. Somos mais do que éramos antes. Na verdade, nos sentimos e parecemos mais vivos. Estamos espiritualizando a matéria.

Dizemos isso porque muitas vezes, quando estamos na companhia de outras pessoas, vemos o seu olhar vazio, um estado geralmente definido como de sonho ou devaneio. A pessoa não está totalmente presente. Se imaginarmos nosso corpo como nossa casa, poderíamos dizer que na maior parte do tempo ninguém está em casa. Não estamos presentes. Poucos de nós estão imunes a esses devaneios, inclusive quando estamos dirigindo nosso carro, fazendo compras, ou quando estamos juntos a outras pessoas em comuns interações sociais, e até em momentos importantes de tomada de decisões vitais.

Os exercícios deste manual podem ser praticados por todos, mas foram especificamente planejados para as pessoas que estão despertando para novas possibilidades de si mesmas ou que já tenham descoberto a importância deste trabalho pessoal e desejam continuar a se ajustarem e se tornarem cada vez mais completas. Isso inclui muitos terapeutas do corpo, professores, instrutores ou pessoas que conhecem por experiência pessoal a importância do trabalho corporal em sua vida.

A Terapia corporal é um convite a um retorno ao que é fundamental: como respirar, experimentar nossos sentimentos, e ser capaz de manifestar esses sentimentos. Parte de nós gostaria de poder fazer isso, mas outra parte resiste. Esta parte é geralmente inconsciente, dizendo "NÃO". Uma dessas maneiras de resistir é contrair os músculos, tornando a respiração mais lenta, chegando às vezes a interrompê-la. Ao praticar os exercícios e movimentos contidos neste manual, seu estado de consciência aumenta e a pessoa poderá aprender mais a respeito de sua resistência.

Além disso, estes exercícios podem ser utilizados por profissionais de psicoterapia para aumentar a energia e o estado de consciência dos clientes antes de sentarem-se para conversar, de realizar outras atividades, ou, algumas vezes, durante a sessão. Estes exercícios também são benéficos para grupos antes de começarem uma reunião, e até no meio das reuniões, quando sentimos que algumas pessoas não estão prestando atenção e a energia do grupo é baixa. O intervalo para o café e biscoitos, a maneira mais tradicional para renovar a energia de um grupo, não tem mais a atração que costumava ter para muitos de nós. Praticar alguns destes exercícios é uma maneira mais saudável e eficiente para fazer com que as pessoas fiquem mais energizadas e focadas na tarefa à mão, e mais, eles não causam diabetes ou produzem calorias.

Temos certeza de que você pode descobrir muitas maneiras criativas de utilizar estes exercícios. Experimente-os durante algumas semanas e veja como também pode começar a sentir a diferença.

O Objetivo dos Exercícios Energéticos

O objetivo desses movimentos é encorajar e promover *estabilização*, em outras palavras, a nossa conexão com a terra, com a nossa realidade do dia-a-dia, a *expansão* e *integração*. Isto é, tornar acessível uma quantidade maior de energia para ser direcionada para uma ação mais objetiva e unir o corpo inteiro, o coração, a mente e o espírito – do ser humano como um todo e, com isso, elevar nosso nível de consciência. Para que isso ocorra, a pessoa necessita energizar-se e distribuir a energia por todo o corpo. Há lugares em nosso corpo que está EFERVESCENDO com energia, outros que estão "na terra de ninguém", onde não somos capazes sequer de notá-la em nossa vida do dia-a-dia. E há aquelas partes de nosso corpo que sentimos estarem constantemente exauridas, cansadas e fracas. Isso varia de pessoa para pessoa, de acordo com a localização das principais áreas de depleção e de concentração de energia no corpo. Com estes Exercícios Energéticos, você poderá sentir a energia circulando mais suavemente em seu corpo.

Anatomia da Energia e os Chakras

Ao movimentarmos o nosso corpo físico, também estamos movimentando nosso corpo energético. Para aqueles que estão interessados ou mesmo curiosos a respeito da anatomia da energia e do campo da energia humana, cada exercício energético tem um esboço de um corpo mostrando os *chakras* que estão sendo ativados quando esse exercício é praticado. Você encontrará informações adicionais que explicam o sistema de *chakras*, como funcionam e a sua importância para a qualidade de nossa vida e especialmente para a nossa saúde, na seção intitulada **Anatomia da energia** no final deste livro.

Benefícios dos Exercícios Energéticos

- Os Exercícios Energéticos possibilitam que você consiga maior flexibilidade, liberdade para se movimentar e se expressar, tônus muscular e principalmente graciosidade corporal.

- Fazendo os exercícios de uma maneira sistemática, você irá adquirir mais conscientização e liberar alguns dos bloqueios que paralisam seu corpo, não permitindo assim que sinta plenamente sua graça e vigor. Desse modo, ao praticar esses exercícios conscientemente, você começará a sentir-se mais dinâmico e a liberar uma maior quantidade de seu potencial como uma pessoa mais totalmente integrada.

- Com o passar do tempo, à medida que continua a praticar os exercícios energéticos, e a libertar-se das resistências internas, irá sentir os efeitos benéficos de estar mais em contato com suas emoções, aumentando, por isso, a sua qualidade de vida.

- Executando estes exercícios, você irá começar a trilhar o próprio caminho do crescimento, pensando e agindo com mais autenticidade e presença, porque estará em contato com a verdade da sua existência.

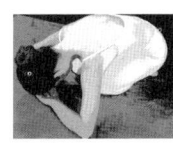

Sugestões a respeito do uso deste manual

Como este manual está estruturado

Exercitando o Corpo e a Alma – Movimentos com Energia e Consciência é um manual prático e objetivo que convida VOCÊ a testar e experimentar mais de 80 Exercícios Energéticos para a sua integralidade de corpo e existência.

Os Exercícios Energéticos estão divididos em oito segmentos, um segmento para cada parte do corpo, e um nono que unifica e harmoniza o corpo como um todo. Os nove segmentos são:

Para cada um dos segmentos e seus Exercícios Energéticos correspondentes, você irá encontrar as instruções a respeito de como realizar o exercício, fotografias ilustrativas e uma descrição relacionada à Energia e Consciência. Essa descrição inclui os *chakras* que são diretamente ativados pelo exercício específico que está sendo realizado, bem como a sua relevância com respeito à sua saúde. A parte consciente traz à tona a conscientização de sua experiência no momento. Quando estiver lendo essa seção, pedimos que o faça lentamente e tome consciência de suas sensações no momento. Pergunte a si mesmo: Como está a minha energia? De que estou consciente neste instante, interiormente? Um estudo mais profundo sobre o assunto pode ser feito consultando o tópico nas leituras sugeridas na **Bibliografia e Leituras Adicionais**.

A maioria dos Exercícios Energéticos pode ser realizada individualmente, entretanto, incluímos **20 exercícios** que podem ser feitos em **duplas** ou em **grupos**, se você preferir praticá-los dessa maneira. Esses exercícios para duplas e grupos surtem melhor efeito com um auxiliar que tenha experiência com grupos e particularmente na área da psicoterapia do corpo. Os exercícios são ricos em possibilidades para exploração e oferecem-lhe a possibilidade de melhorar a saúde em todos os níveis, bem como de aumentar seu autoconhecimento. Nossa experiência já demonstrou que existem algumas coisas que todos nós temos em comum, não importando qual a nossa idade, nossa cultura ou qual o nível de instrução, e outras coisas que são exclusivas de cada grupo e, naturalmente, de cada pessoa. Isso faz com que os exercícios em dupla ou em grupo sejam excelentes meios de aprendizagem a respeito de si mesmo e dos outros.

Também incluímos um **Modelo de Programa Individual** no final deste livro. Ele é uma sugestão de uma possível seqüência de exercícios que você pode preferir seguir à medida que se familiariza com eles. Propomos uma série de exercícios que energiza os oito segmentos de seu corpo e um nono segmento para o corpo como um todo. Você pode mesclar e combinar os Exercícios Energéticos da maneira que desejar. À medida que explora o seu corpo e a sua própria experiência de si mesmo, por meio dos exercícios, poderá dar preferência a determinado segmento do corpo em determinada ocasião e a outro segmento em outra ocasião. Finalmente, esperamos que você explore e experimente cada um dos 80 exercícios aqui apresentados!

Como Tirar o Melhor Proveito dos Exercícios Energéticos

Gostaríamos de oferecer algumas sugestões a respeito de como manter a mente e o corpo enquanto realiza os movimentos com Energia e Consciência.

Conhece a Ti Mesmo

- Para a prática de qualquer atividade física, devemos começar a partir de onde estamos. Isto é, você sabe o que pode fazer e até que ponto pode se alongar com conforto para que possa terminar um exercício e continuar as suas atividades diárias. Se precisar consultar um médico especialista antes de se envolver em algum ou determinado tipo de atividade física, recomendamos que o faça antes de iniciar os exercícios incluídos neste livro.

- Dentre os mais de 80 Exercícios Energéticos, muitos deles irão exigir que você se movimente, se alongue e contraia, e mantenha o corpo em uma posição com a qual não está acostumado. Recomendamos que inicie cada um dos novos exercícios lentamente, levando em conta o que é conveniente para você naquele momento, como o número de repetições de cada um deles.

- Comece vagarosamente e aumente a velocidade e a intensidade do exercício quando sentir que é capaz de fazê-lo.

- Você poderá mesclar ou combinar os Exercícios Energéticos para se ajustar às suas necessidades ou às das pessoas a quem você está auxiliando.

- Quando estiver realizando os exercícios, preste atenção a como o seu corpo está reagindo, a como você está se sentindo e aos seus pensamentos.

- Nós o aconselhamos a começar tentando descobrir os seus limites físicos e mentais. Quando sentir que está preparado, pergunte a si mesmo: *"Até quando posso prosseguir com este alongamento ou com esta respiração? Quanto mais ferocidade ou ternura posso manifestar em minha expressão facial ou em minhas feições?"* Quando chegar ao ponto em si mesmo ou em seu corpo que diz *"Não posso ir além"*, provavelmente atingiu o que chamamos de **Ponto de Saturação**.

- *O Ponto de Saturação* é uma condição interior que nos assinala havermos atingido um limite pessoal naquele momento específico. Observe quais são os seus *Pontos de Saturação* físico, emocional e mental. Quando e até onde você sente que não pode ir além, e diz: "Não tem jeito, desisto"? Questione gradualmente os seus *Pontos de Saturação* físico, emocional e mental, à medida que repete os seus exercícios e em sua vida do dia-a-dia. Com tempo e dedicação, nossos atuais limites irão se ampliar e novos horizontes serão abertos para serem vivenciados.

Respiração

- Respirar é uma função essencial da vida e para a vida. A respiração é uma fonte de nutrimento para nosso corpo, músculos, tecidos e órgãos. Nossa respiração alimenta a vida. Ela também alimenta nossas emoções. Quando não queremos sentir, inconscientemente prendemos a respiração. Ou quando não queremos nos aprofundar em um assunto, temos a tendência de respirar apenas com a parte superior do tórax, não permitindo que a respiração penetre totalmente no nosso corpo e chegue até o abdome. Quando nos permitimos sentir plenamente nossa respiração, tornamos nosso corpo, nossas emoções e nossa mente totalmente desimpedidos para a vida, com tudo que ela tem a nos oferecer, inclusive dor e prazer. Conseqüentemente, para ativar mais o nosso corpo e nos sentirmos mais vivos, devemos começar a sentir conscientemente nossa respiração.

- Por intermédio dos Exercícios Energéticos, você será incentivado a deixar que sua respiração flua naturalmente através do nariz. Qualquer outro método de respiração associado a um exercício, tais como prender a respiração ou exalar pela boca, estará claramente indicado nas instruções do exercício.

- *O Trajeto da Respiração*. Em determinados exercícios, você será instado a respirar inalando pelo nariz, deixando que o ar inalado comece a encher o seu abdome, forçando o diafragma, suba e preencha o seu tórax e a traquéia. Depois, deverá exalar pela boca, liberando o ar da traquéia, do tórax, diafragma e, finalmente, do seu abdome. Este é o que chamamos de *Trajeto da Respiração*. Experimente-o algumas vezes agora mesmo. Como se sente? Comece a observar se está respirando acompanhando o *Trajeto da Respiração* ou se está pulando alguma etapa. Continue a respirar dessa maneira e em breve ela se tornará uma prática natural, benéfica e estimulante para você.

Emoções e Esforço

- Emoções são, na verdade, E-moções, ou seja, energia em movimento. Para cada pensamento, para cada ação, existe uma emoção a ele conectada, mesmo que a E-moção seja de indiferença. Assim, nos Exercícios Energéticos as e-moções estão sempre presentes enquanto movimentamos nosso corpo de uma maneira proposital.

- Os Exercícios Energéticos irão trazer à tona todos os tipos de emoções que existem dentro de nós, desde as mais sutis e agradáveis até as mais explícitas, negativas e mesmo verdadeiramente agressivas. Nós o convidamos a vivenciar e a fazer uma experiência com a área do fluxo de emoções que você tem dentro de si e com o poder que elas têm para melhorar e muitas vezes fazer parte de tudo o que você sente e de sua vida. Pergunte a si mesmo enquanto analisa os exercícios: *"Que emoções me agradam mais? Quais delas eu preferia não sentir nem demonstrar? O que aconteceria se eu não as demonstrasse? O que eu sentiria então?"* Você verá que reter conscientemente nossas emoções é em e por si mesmo um exercício extenuante!

- Com o passar do tempo, enquanto prosseguimos com os Exercícios Energéticos e lentamente livramo-nos de nossa resistência, iremos sentir os benefícios positivos de ficar mais em contato com nossas emoções e de pormos em atividade o poder de dar mais brilho e intensidade a nossas experiências e de melhorar a nossa vida.

Sua voz

- A inclusão da voz nos Exercícios Energéticos, quando indicada, é de suma importância. A sua voz transmite a energia bem como a intensidade que você aplica no exercício. A voz acrescenta uma dimensão de profundidade e conexão, convidando-o a estar totalmente presente em corpo, mente e na manifestação emocional.

- Em determinados Exercícios Energéticos, você será solicitado a emitir um ressonante "Ah" ou um suave "Ah" enquanto exala. No início, pode parecer entranho *"fazer barulho"* quando se respira, uma vez que a maioria de nós tenta respirar e viver sem ser percebido, *"cada um que cuide de sua vida"*. Contudo, o desconforto que venhamos a sentir poderá ser um indício de que não devemos continuar a nos esforçar e provavelmente não nos beneficiaremos com algum trabalho com nossas emoções. Dessa maneira, iremos gradualmente reconhecer até que ponto poderemos ir!

- Por meio dos Exercícios Energéticos nossa fragilidade e nossa autoconfiança serão totalmente reveladas por si mesmas. Perceberemos que nosso corpo ficará mais relaxado quando incluirmos nossa voz. À medida que tentamos relaxar naturalmente, a suavidade da exalação irá surgindo. Portanto, vamos começar a evitar o *stress* em nossa vida, exalando com um natural e suave "Ah", um suspiro de alívio dado com satisfação. Nosso corpo, nossa mente e nosso coração irão nos agradecer.

Por onde começar?

Você pode optar por iniciar com o **Modelo de Programa Individual** que pode ser encontrado no final deste livro. Recomendamos que leia e examine com atenção os Exercícios Energéticos antes de começar. Desse modo poderá acompanhar a seqüência e concentrar sua mente e suas emoções naquilo que o exercício requer de você. Além disso, poderá tirar um melhor proveito da dimensão da *Energia e Conscientização* do exercício, uma vez que irá conhecer que importância este exercício em particular tem para a sua vida. Tenha em mente nossa sugestão para **Tirar o Melhor Proveito dos Exercícios Energéticos**, enquanto pratica cada um e todos os exercícios. Sinta prazer em exercitar seu corpo, sua mente e sua alma para obter uma vida mais completa, prazerosa e autêntica!

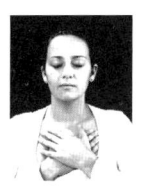

EXERCÍCIOS ENERGÉTICOS

Os Exercícios Energéticos a seguir destinam-se a partes específicas do corpo. Todos os exercícios, de algum modo, direta ou indiretamente, ajudam a nos estabilizarmos. Pelo fato de o ato de estabilizar-se ser fundamental para a pessoa que nós somos, e onde nos encontramos, gostaríamos de tecer alguns comentários a respeito desse importante conceito no campo do trabalho corporal. Quando estamos estabilizados, estamos conscientemente em contacto com a Terra que nos sustenta. Podemos sentir que esta Terra é nossa real e verdadeira mãe, e que Ela nos recebe de braços abertos. Estamos vivendo o agora. Estamos sentindo o fluxo de nossa energia, e podemos optar por utilizá-la em nossa vida ou podemos deixá-la se dissipar em nossa má interpretação e perdê-la. Podemos sentir nossa força na metade inferior do corpo ou deixá-la latente em nossa cabeça, como é mais comum no mundo ocidental. Muitos de nós conhecemos expressões como esta: "Ponha seus pés no chão." Isso significa "Obtenha estabilidade e saiba o que está acontecendo". Ficar estável, como a árvore que espalha suas raízes para se estabilizar, é um ato físico. Ficar estável também é um ato emocional, com componentes mentais e espirituais. Uma criança emocionalmente estável, significa uma criança que tem um relacionamento amoroso com os pais e familiares, e que, ao aprender a andar, logo irá sentir-se segura e não hesitará em espalhar as raízes de sua consciência e em explorar seu novo mundo. Mentalmente, ficar estável tem a ver com o conhecimento de que posição adotamos a respeito de algum problema ou idéia. Estar espiritualmente estável significa ter uma conexão com o Espírito, o Divino, ou com Deus. Os exercícios a seguir foram planejados a fim de possibilitar que a pessoa experiencie mais do seu potencial inerente, aqui e agora.

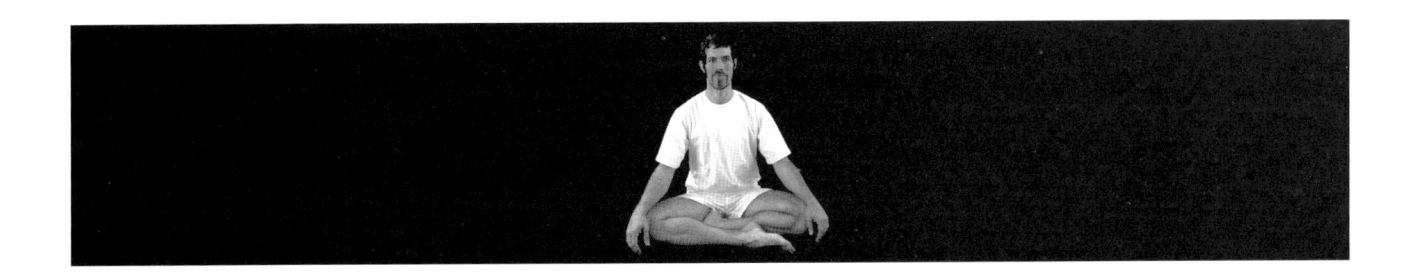

1. Pés e Tornozelos

Os exercícios que se seguem têm o objetivo de fortalecer nossa estabilidade. Quando estamos estabilizados, somos iguais a uma árvore conectada à nossa principal fonte de energia. Quando estamos desestabilizados, podemos nos sentir indecisos, não nos sentimos seguros. A postura de estabilidade é extremamente útil para abrir o primeiro chakra e nos conectar com nossa vitalidade. Isso também ajuda a nos manter presentes e no momento. Ficar estável nos possibilita estar presentes aqui e agora. Quando escutamos nosso corpo enviando essa simples mensagem, nossa vida começa a mudar. Estar estabilizado é fundamental. Ficamos eretos, nos sentimos conectados e temos a sensação de que podemos tomar conta de nós mesmos e de nos proteger. Podemos dizer: "Estou aqui", com segurança em nossa voz. Tente fazer os exercícios para se estabilizar ao mesmo tempo em que diz em voz alta "Estou aqui". Que sensação isso provoca? Se você sente que é verdade, você percebe. Se não parece ser verdade, você também perceberá. Onde é que você está quando você não está aqui presente, no agora?

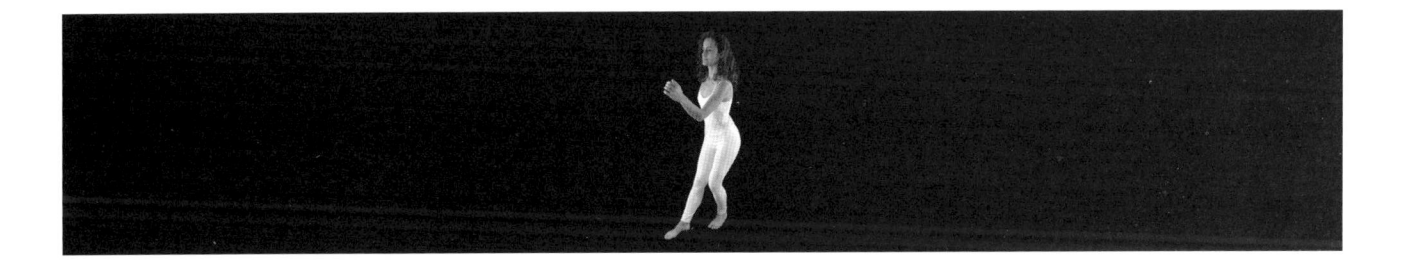

ESTABILIZAÇÃO DA POSTURA INICIAL
O ARCO
BONECO DE ENGONÇO
CROSS-COUNTRY DE ESQUI
ROTAÇÕES DO TORNOZELO
DESLOCAMENTO DO PESO
ALONGAMENTO DOS DEDOS DOS PÉS
FLEXÃO DOS DEDOS DOS PÉS
DESLOCAMENTO DO PESO COM O CORPO EM ARCO
MASSAGEM DO PÉ COM UMA BOLA DE TÊNIS

1 Fique em pé, com os pés afastados na largura dos ombros e paralelos um ao outro. Joelhos levemente curvados. Quadris confortavelmente sustentados pelas pernas. Abdome relaxado, da mesma forma que o resto da parte superior do corpo. Rosto naturalmente voltado para a frente.

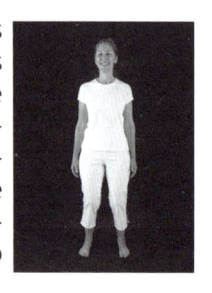

4 À medida que o *ritmo/velocidade* da elevação e do abaixamento dos calcanhares aumenta, o mesmo deve acontecer com o som de "Ah" que sobe do seu abdome e sai pela sua boca.

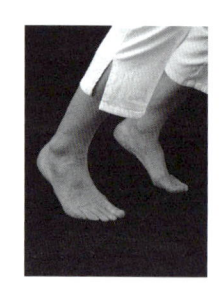

5 Este é um exercício rítmico e contínuo. Ponha as mãos nos quadris para obter maior equilíbrio e estabilidade.

2 Eleve lentamente os calcanhares, mantendo ainda os joelhos levemente dobrados. Enquanto levanta os calcanhares, inspire. Abaixe os calcanhares até apoiá-los no chão e, ao mesmo tempo, expire, emitindo um som de "Ah" que venha da região abdominal.

6 Na primeira vez, faça este exercício energético durante alguns segundos e vá gradualmente acrescentando um minuto de cada vez, a fim de permitir o aumento da resistência e da habilidade pessoal.

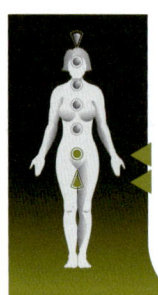

3 Pouco a pouco, aumente a velocidade do exercício.

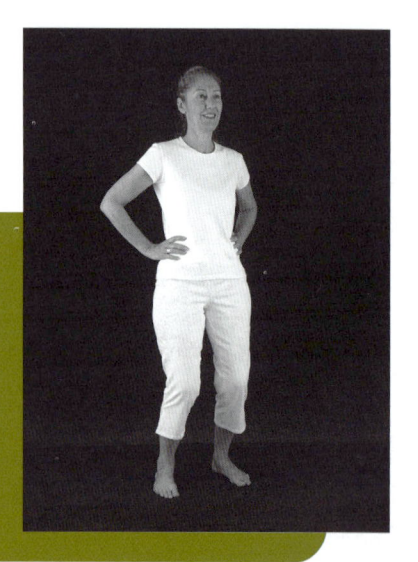

Energia & Consciência *Este Exercício Energético faz com que fiquemos mais conscientes de nossa postura e da maneira como distribuímos nosso peso sobre nossos pés. Ele nos ajuda a levar nosso corpo para uma postura mais harmoniosa, fazendo com que fiquemos atentos ao nosso posicionamento em pé. Tomamos consciência da força de nossas pernas, e da estabilidade e segurança ao mantermos nossos pés no chão suportando o peso do resto do corpo. Nossa respiração também se torna mais regular. Além do mais, este exercício energiza todo o nosso corpo, começando com o primeiro e o segundo chakras, partindo dos pés e subindo em direção à cabeça.*

1 Fique em pé, com os pés afastados na largura dos ombros e paralelos um ao outro. Joelhos levemente dobrados. Quadris confortavelmente sustentados pelas pernas. Abdome relaxado, da mesma forma que o resto da parte superior do corpo. Cabeça com o rosto naturalmente olhando para a frente. Braços relaxados ao lado do corpo.

2 Mantenha o queixo paralelo ao solo. Olhos direcionados para a frente.

3 Curve lentamente o tronco para trás. Os braços estão paralelos um ao outro, elevados para o alto, lateralmente às orelhas. As palmas das mãos voltadas uma para a outra, com os dedos relaxados.

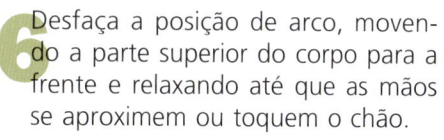

4 Respire naturalmente, a partir do abdome.

5 Mantenha a posição durante o tempo que for possível. Observe se há qualquer tremor, transpiração ou resistência. Continue a respirar normalmente.

6 Desfaça a posição de arco, movendo a parte superior do corpo para a frente e relaxando até que as mãos se aproximem ou toquem o chão.

7 Respire profundamente e deixe que os músculos das costas e das pernas se alonguem.

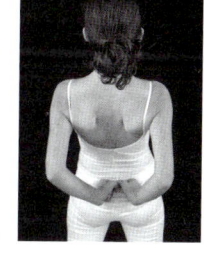

8 Lentamente mova o tronco para cima, vértebra a vértebra.

9 Volte à posição inicial em pé.

10 Observação: Para obter um maior apoio das costas e um alongamento mais profundo, em vez de erguer os braços de cada lado da cabeça, coloque as mãos em punho na parte inferior das costas, enquanto forma um arco ainda maior.

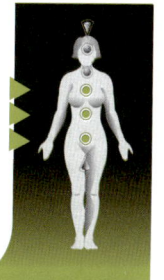

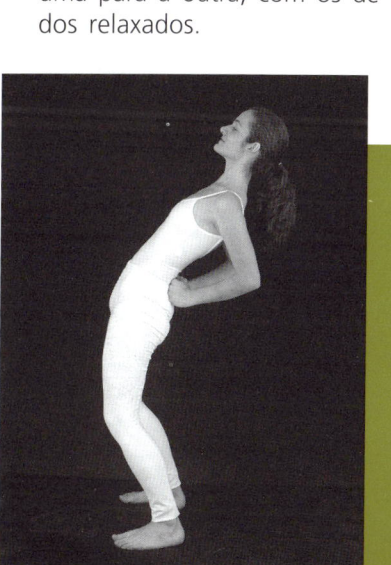

Energia & Consciência *Poderemos sentir uma certa tensão enquanto mantemos nosso corpo em uma posição fora do comum. No início, isso pode nos exigir algum esforço. Com a prática repetida, poderemos ficar nessa posição mais facilmente, e isso irá ajudar a abrir o segundo, o terceiro e o quarto chakras. Esses chakras têm a ver especialmente com o fluxo de energia para o nosso centro de sentimentos. Por causa disso, é possível sentir algum medo ou resistência. Quando fazemos um trabalho corporal e experimentamos alguma resistência, podemos mesmo começar a sentir um pouco de náusea. Se isso vier a acontecer com você, pergunte a si mesmo: "A que estou resistindo em minha vida?" Com o tempo, à medida que continuamos a praticar estes exercícios, nossa conscientização se expande. Quando nos livrarmos de nossa resistência, poderemos relaxar e permitir mais suavidade em nossa vida.*

1 Comece pulando livre e alegremente para cima e para baixo.

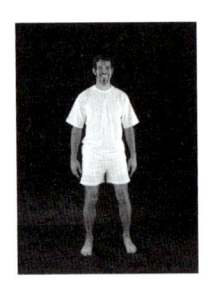

3 Agora, pule uma, duas, três vezes e, na quarta vez, erga os braços abertos e solte um profundo som de "Ah" enquanto estiver no ar na posição de cruz, os braços totalmente estendidos e afastados do tronco, paralelos ao solo.

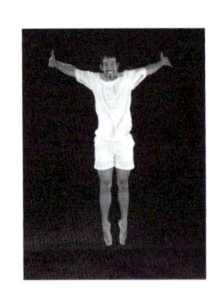

2 Continue a pular para cima e para baixo, mas agora flexionando um pouco mais os joelhos, pulando para cima, o mais alto possível, em direção ao teto.

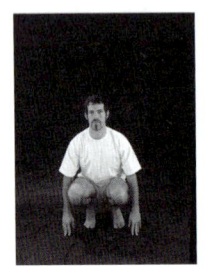

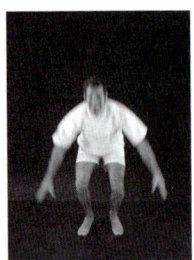

4 Repita 5 ou 6 vezes.

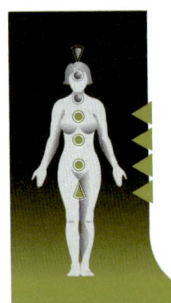

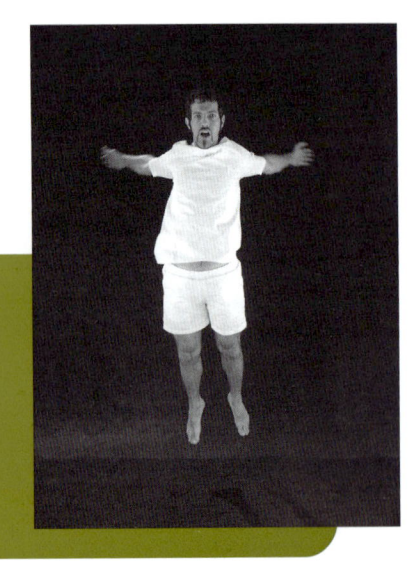

Energia & Consciência *Este exercício irá ajudar a abrir seus segundo e terceiro chakras. Estendendo totalmente os braços enquanto libera um som, você abre o quarto chakra. Os chakras da frente que estão sendo ativados relacionam-se com o nosso centro de sentimentos. Estes tipos de exercícios podem provocar algumas sensações. Se isso acontecer, coloque a sua mão sobre o local de onde provém a sensação. O correto é reconhecer as sensações e deixá-las aflorar. Observe o que quer fazer com as sensações, tão logo tome consciência delas.*

Pés e Tornozelos

1 Focalize sua atenção na sua postura em pé. Sinta seus pés em contato com o chão. Respire normalmente.

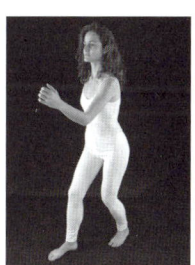

2 Leve seu pé DIREITO à frente. Sinta toda a sola do pé em contato com o chão, de preferência um carpete ou uma superfície macia.

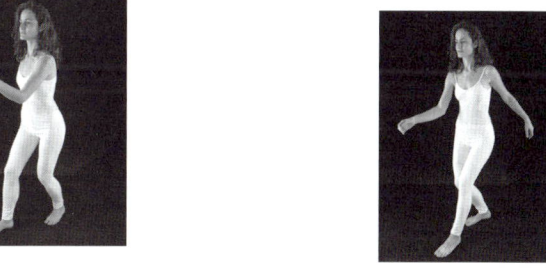
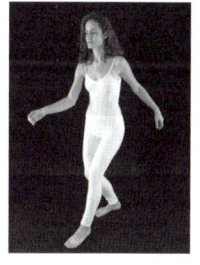
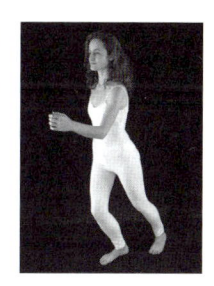

3 O pé ESQUERDO permanece firmemente plantado no solo, ajudando o seu equilíbrio.

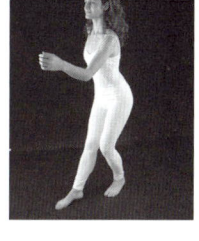

4 Mova o pé DIREITO lentamente, de maneira que toda a sola não perca o contato com o chão. Deslize o pé DIREITO para trás e para a frente, sentindo a sola do pé esquentando, esquentando.

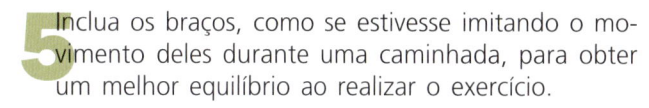

5 Inclua os braços, como se estivesse imitando o movimento deles durante uma caminhada, para obter um melhor equilíbrio ao realizar o exercício.

6 Mude para o pé ESQUERDO.

7 Repita os movimentos.

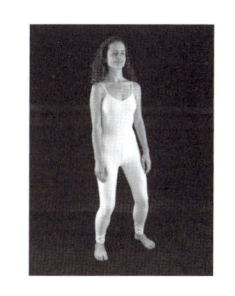

8 Agora fique em pé sobre os dois pés. Que sensação você experimenta? Algo diferente?

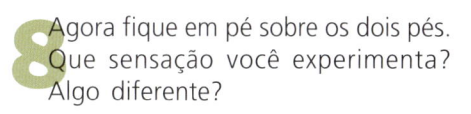
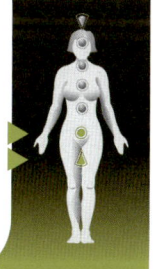

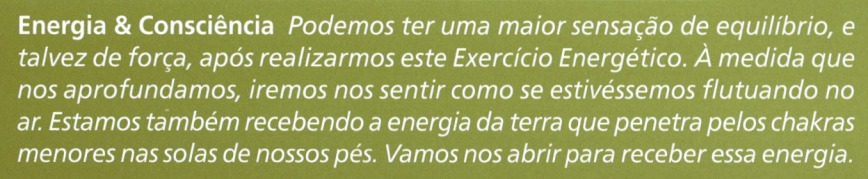
Energia & Consciência *Podemos ter uma maior sensação de equilíbrio, e talvez de força, após realizarmos este Exercício Energético. À medida que nos aprofundamos, iremos nos sentir como se estivéssemos flutuando no ar. Estamos também recebendo a energia da terra que penetra pelos chakras menores nas solas de nossos pés. Vamos nos abrir para receber essa energia.*

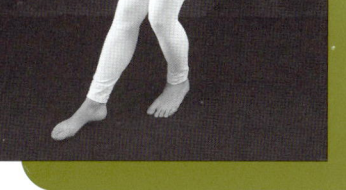

1 Fique em pé, com os pés afastados na largura dos ombros, paralelos um ao outro. Joelhos levemente dobrados. Quadris confortavelmente sustentados pelas pernas. Abdome relaxado, da mesma forma que o resto do corpo. O rosto voltado naturalmente para a frente. Observe a distribuição do peso do corpo sobre os pés.

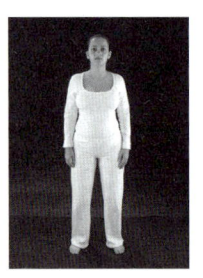

2 Erga levemente o tornozelo DIREITO de forma que somente a planta e os dedos do pé fiquem em contato com o chão.

3 Mantendo seu peso sobre os dedos do seu pé DIREITO, gire lentamente o tornozelo direito no sentido horário.

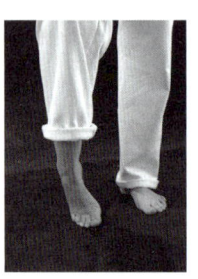

4 Repita algumas vezes.

5 Mude o giro para o sentido anti-horário.

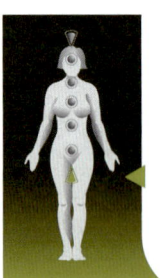

6 Repita algumas vezes.

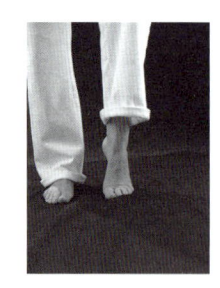

7 Mude para o pé ESQUERDO e repita ambos os giros nos sentidos horário e anti-horário.

8 Volte à posição inicial.

9 Respire profundamente. Volte a atenção para a distribuição do peso sobre seus pés.

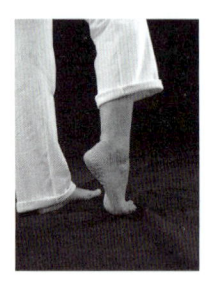

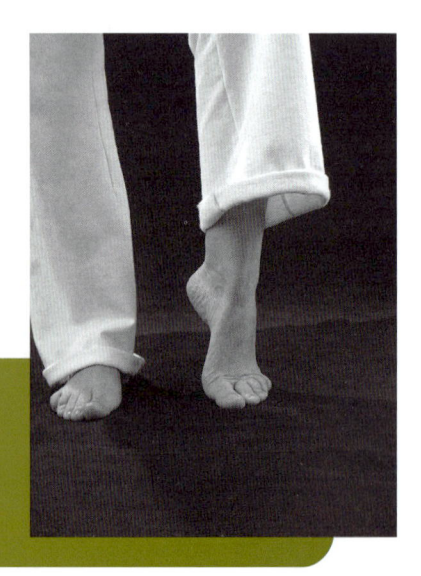

Energia & Consciência *Que sensação você tem agora, ao ficar em pé com os pés apoiados no chão? Provavelmente terá uma sensação de maior estabilidade. Está mais estabilizado? Observe como seus pés estão suportando o peso do corpo. Como se sente? A ativação das juntas dos tornozelos com este exercício possibilita que a energia flua mais facilmente através delas.*

1 Fique em pé, observe o seu corpo e a distribuição do peso sobre seus pés.

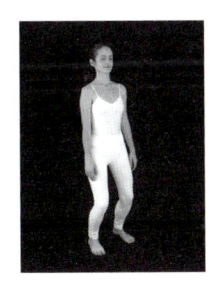

3 Retorne à posição inicial, apoiado em ambos os pés. Observe qualquer diferença ao ficar na postura ereta.

4 Agora, desloque o peso para o lado interno do pé DIREITO. Respire.

2 Comece com o pé DIREITO. Desloque todo o peso do corpo para o lado externo do pé DIREITO. Respire. Você está literalmente apoiado no lado de seu pé DIREITO.

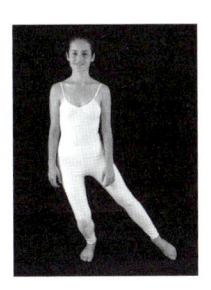

5 Retorne à posição inicial, apoiado em ambos os pés. Observe qualquer diferença ao ficar na posição ereta.

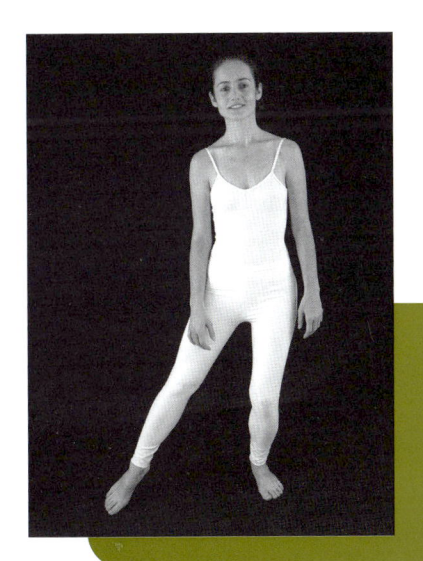

6 Repita o exercício com os lados externo e interno do pé ESQUERDO.

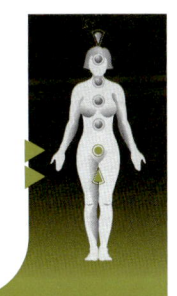

Energia & Consciência *Este exercício ajuda-o a começar a se estabilizar. Energeticamente, ficar estabilizado significa, em parte, que o primeiro e o segundo chakras estão abertos. Você começa a se sentir bem no que diz respeito ao seu corpo, ao mesmo tempo em que experimenta uma conexão com a sua vitalidade, o que ajuda a tornar a sua vida mais estimulante. Este exercício ajuda-o a começar a ativar o primeiro e o segundo chakras.*

1 Ajoelhado, flexione os pés e sente-se sobre os calcanhares.

4 A parte superior do corpo pode permanecer ereta ou você pode preferir incliná-la para trás, aumentando a pressão sobre os pés, colocando mais peso do corpo sobre eles.

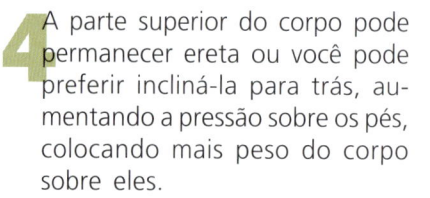

2 Respire, enquanto os dedos dos pés, principalmente o dedão, são estirados para a frente.

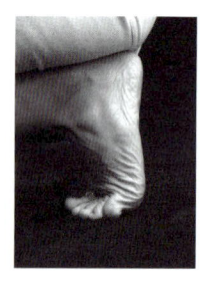

5 Se o alongamento provocar uma dor forte, utilize os braços para diminuir a pressão sobre os dedos, retirando gradualmente o peso do corpo de cima dos pés.

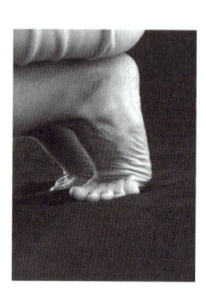

3 Ajuste o peso do corpo para a frente ou para trás, de acordo com a inclinação e a intensidade do exercício desejadas.

6 Para terminar o alongamento, ponha as mãos no chão, na frente dos joelhos, e lentamente eleve o corpo para ficar em pé.

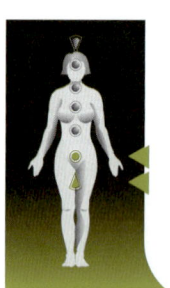

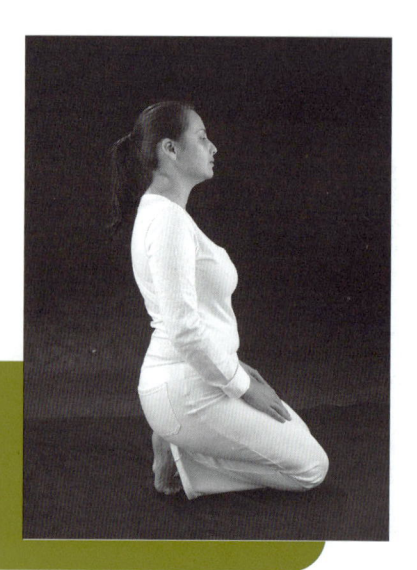

Energia & Consciência *Convém colocar todo o nosso peso sobre os dedos dos pés para alongá-los. Quase sempre nossos dedos dos pés ficam juntos como uma penca de bananas dentro de sapatos elegantes e de bico fino. Os dedos são a parte mais flexível de nossos pés. Eles ajudam a nos equilibrar. Como você se sente quando está sem firmeza?*

1 Em pé, *descalço*, de preferência na grama, sobre um carpete ou tapete.

2 Pés paralelos um ao outro, joelhos levemente curvados. Os quadris confortavelmente sustentados pelas pernas. Abdome relaxado, da mesma forma que o resto do tronco. A face naturalmente voltada para a frente.

3 Respire normalmente.

4 Sinta as solas dos pés em contato com o chão. Quão conectado e consciente você está de seus pés e do chão?

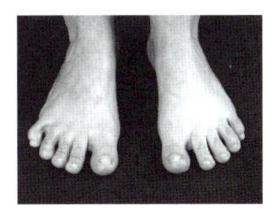

5 Pressione simultaneamente os dedos de ambos os pés sobre o solo.

6 Dobre os dedos como se estivesse tentando apanhar alguma coisa ou cavar um buraco no chão.

7 Observe a força dos seus dedos dos pés.

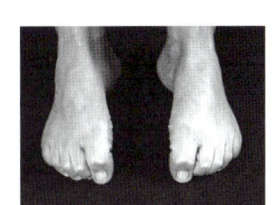

8 Agora, fique em pé sobre ambos os pés. O que você sente? Algo diferente?

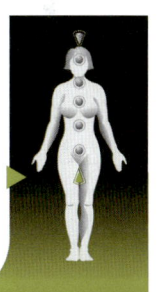

Energia & Consciência *O objetivo deste exercício é energizar e aumentar o contato com seus dedos dos pés. Olhe para eles e veja qual o seu formato. Se estão curvados para dentro, será que estiveram pressionados sobre a terra ou o chão durante muito tempo? Este pode ser um exercício em busca da estabilidade ou apenas uma tentativa de mantê-la quando você era uma criança. Se sentir que ainda está fazendo isso, o que você estaria tentando manter no momento? Nós temos um décimo chakra. Ele está situado embaixo de nossos pés, a cerca de cinqüenta centímetros abaixo do solo. É o primeiro a ser criado. Se o 10º chakra não estiver funcionando bem, você pode se sentir desestabilizado ou atordoado e confuso no que diz respeito ao que está fazendo aqui, e quanto ao propósito de sua vida. Se não estiver estabilizado, pode sentir uma incapacidade para lidar com o stress ou para enfrentar a realidade do dia-a-dia. Neste chakra estão contidas a energia e a substância que alimentam a vida.*

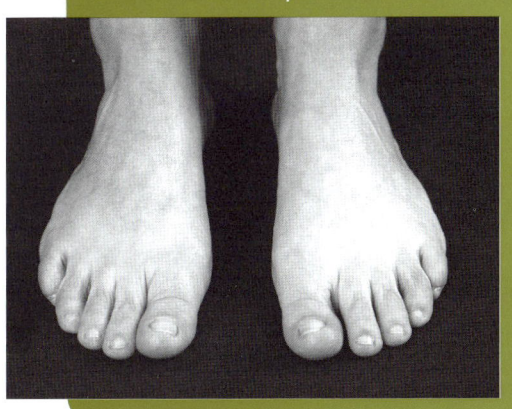

1 Inicie o exercício em uma posição ereta.

2 Coloque o peso do corpo sobre a perna DIREITA ligeiramente dobrada.

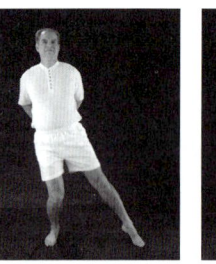 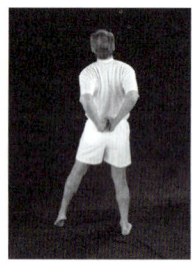

3 Desloque a perna ESQUERDA para lado do corpo enquanto o conserva ereto, ajudando assim a se manter em equilíbrio.

4 Mantenha o dedão do pé ESQUERDO levemente em contato com o solo, favorecendo a estabilidade.

5 A parte superior do corpo fica arqueada, com os braços na cintura. Para um melhor alongamento do dorso, coloque as mãos em punho na parte inferior das costas.

6 Mantenha o padrão rítmico natural de sua respiração enquanto permanece nessa posição.

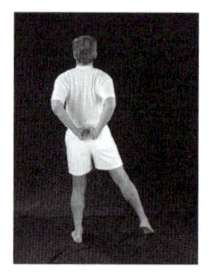 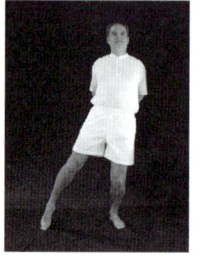 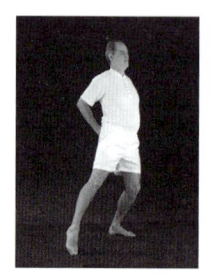

7 Conserve a posição até atingir o *Ponto de Saturação.*

8 Retorne à posição inicial em pé.

9 Respire e observe a sua postura.

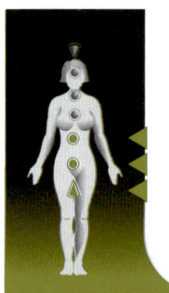

10 Coloque o peso do corpo sobre a perna ESQUERDA e repita os movimentos descritos acima do lado ESQUERDO.

11 Respire e observe a sua postura.

Energia & Consciência *O exercício acima é um pouco mais avançado que os anteriores. Para os mais ousados, quando voltar à posição inicial, assegure-se de que seus joelhos estejam ligeiramente dobrados. Pode sentir uma leve vibração vinda de suas pernas? Observe essa vibração, que aumenta lentamente e que pode ser sentida em toda a parte inferior de seu corpo. Isso ajuda todo o sistema energético a fluir. Também pode gerar uma sensação de bem-estar em seu corpo.*

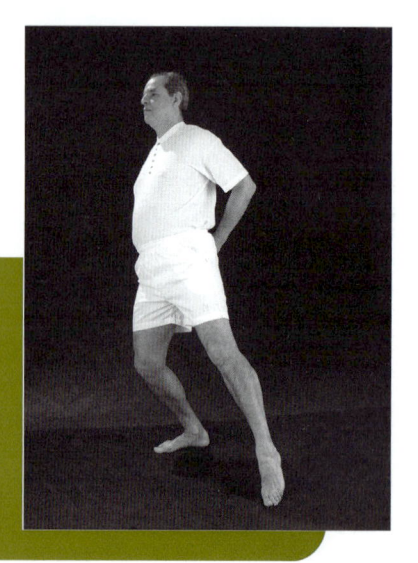

1 Posicione-se em pé. Joelhos ligeiramente dobrados. Quadris confortavelmente sustentados pelas pernas. Abdome relaxado, da mesma forma que o resto da parte superior do corpo.

2 Ponha uma bola de tênis embaixo e no meio do pé DIREITO. Mantenha o equilíbrio apoiando o peso do corpo na perna ESQUERDA.

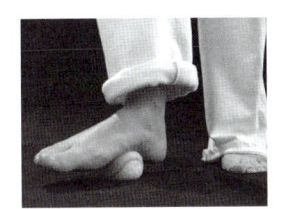

3 Gire lentamente o pé DIREITO por cima da bola.

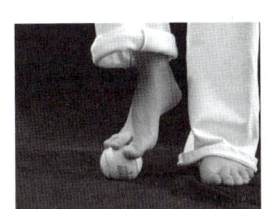

4 Respire.

5 Aumente a pressão sobre a bola, para intensificar a massagem à medida que gira o pé, assegurando-se de que a bola entra em contato com toda a parte da sola, dos dedos até o calcanhar, inclusive os lados do pé.

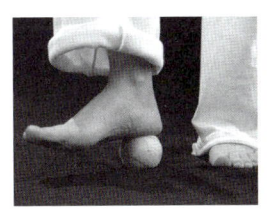

6 Mude para o pé ESQUERDO.

7 Repita os mesmos movimentos com o pé ESQUERDO.

8 Retorne à posição em pé apoiado sobre ambos os pés. Observe qualquer diferença na postura em pé.

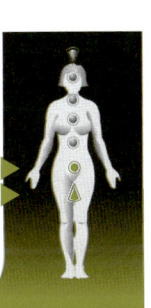

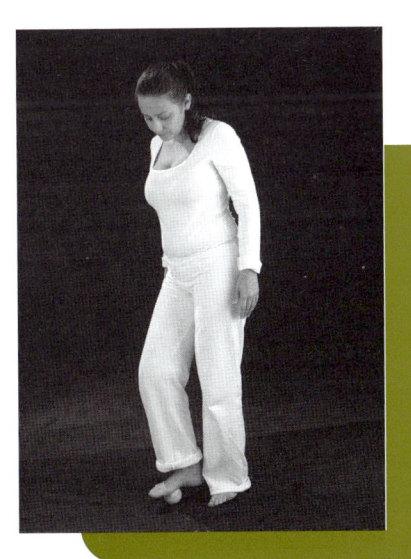

Energia & Consciência *As solas de nossos pés têm uma grande quantidade de terminais nervosos. A reflexologia, a arte e ciência de fazer pressão sobre determinados pontos das solas de nossos pés, em geral provoca alívio e restabelecimento. Um reflexologista pode localizar com precisão áreas embaixo dos pés onde existem terminais nervosos relacionados com o cólon, o diafragma, a espinha dorsal e, na verdade, com todo o corpo. Portanto, a massagem com a bola de tênis pode também trazer um alívio geral do stress e da dor de cabeça se você descobrir o ponto exato a ser massageado. Este exercício nos faz lembrar que temos chakras menores embaixo dos pés e que podemos receber energia da terra sempre que quisermos.*

2. Coxas e Pernas

Neste segmento, nossa atenção deverá estar focalizada na parte inferior do corpo. Da mesma forma que ocorre com os tornozelos e os pés, nossas coxas e pés nos mantêm em posição ereta. Se nos sentirmos sustentados por nossos pés e pernas, deveremos ter uma sensação de que podemos cuidar de nós mesmos. Quando estamos ansiosos ou estressados, nossos joelhos se contraem totalmente e bloqueiam a energia que está fluindo para alimentar e nutrir nosso corpo. Estes exercícios, feitos conscientemente, irão fortalecer e aumentar o fluxo de energia na parte inferior do seu corpo. Eles também adicionam concentração ao seu desejo de permanecer firme quando isso é importante para você, bem como ao seu desejo de se movimentar, quando isso for apropriado.

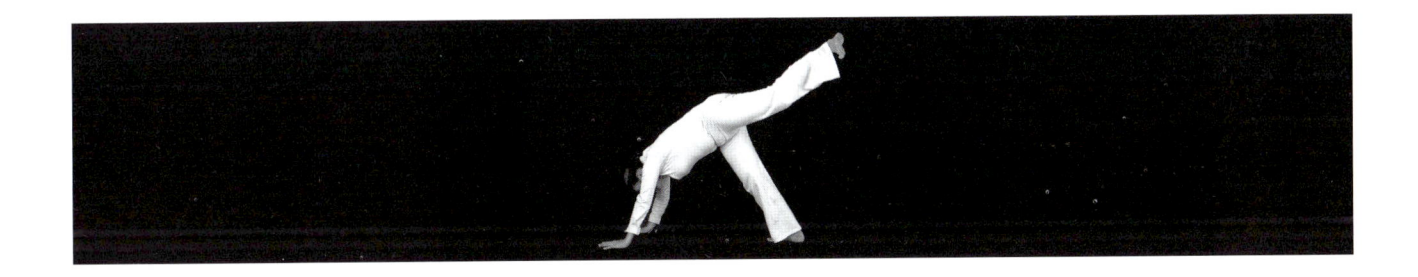

O ELEVADOR
O TRIÂNGULO
ALONGAMENTO SENTADO EM TRIÂNGULO
AQUECIMENTO GERAL
COICE DE MULA
AQUECIMENTO DOS JOELHOS
TOQUE DE TAMBOR
CHUTE PARA A FRENTE, CHUTES PARA OS LADOS

1 Comece na posição ereta. Gradualmente, curve-se para assumir uma posição de agachamento, na qual as coxas ficam paralelas ao solo, como se você estivesse sentado em uma cadeira imaginária.

2 Tão logo a posição imaginária de estar sentado seja atingida, mova-se lentamente para cima até ficar outra vez em pé.

3 Continue a fazer um ininterrupto movimento para cima e para baixo. Comece fazendo-o rapidamente e depois passe a fazê-lo mais lentamente.

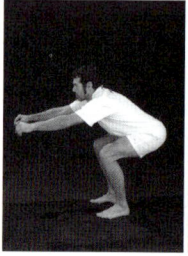
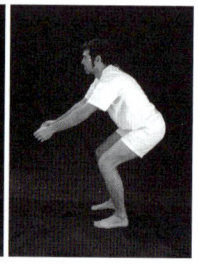
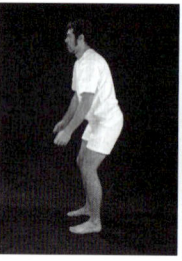
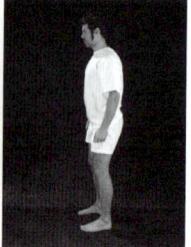

4 Agora pare e permaneça na posição agachada de 90º até atingir o *Ponto de Saturação*.

5 Erga-se lentamente.

6 Repita 5 ou 6 vezes este exercício.

7 Estique e afrouxe a tensão acumulada antes de completar o movimento, erga-se ereto e suavemente chute as pernas para a frente, uma de cada vez, soltando a coxa, o jarrete e a barriga da perna.

8 Observação: Este exercício pode ser feito em pé, encostado em uma parede. Respire constantemente e retenha a respiração até atingir o *Ponto de Saturação*. Assegure-se de que, durante todo o tempo em que estiver sentado na cadeira imaginária, pode ver os dedos dos pés. Certifique-se de que seus joelhos não ultrapassam os dedos dos pés. Para que isso não aconteça, sugerimos que mantenha o peso do corpo sobre os *calcanhares* e que possa ver sempre os dedos dos pés durante este exercício.

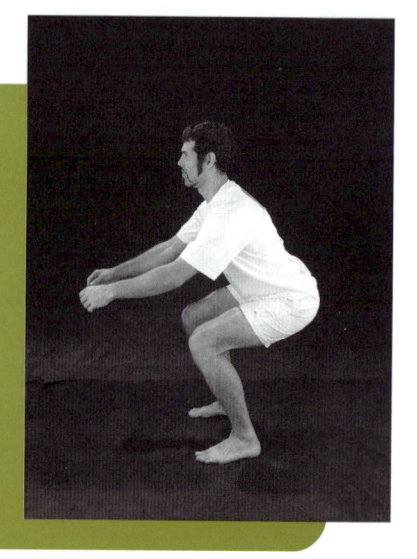

Energia & Consciência *Este exercício energiza o primeiro, o segundo e o terceiro chakras posteriores, e o primeiro e segundo chakras frontais, abrindo, alongando e mantendo suas coxas, a pélvis e parte inferior das costas em uma posição desafiadora. Muitas pessoas gostam deste desafio. Outras não. Podemos querer expressar nossa objeção, produzindo sons ou apenas dizendo em voz alta: "Não gosto disso." Ou cerrando os punhos e tremendo durante o exercício. Nossos chakras posteriores estão relacionados com o nosso centro da vontade ou volição. Nós precisamos ativar a nossa volição para realizar este exercício. Embora este exercício vá fortalecer suas coxas e a região pélvica, também pode gerar um forte stress. Com a repetição contínua deste exercício, suas coxas ficarão mais fortes, e irá liberar a tensão que você pode ter acumulado na parte inferior das costas.*

1 Afaste as pernas o máximo possível sem se sentir desconfortável, formando um triângulo. Dobre o tronco para a frente, até as mãos tocarem o chão. Caminhe com as mãos para a frente, mantendo sempre as solas dos pés totalmente em contato com o chão. Sinta as panturrilhas se alongando.

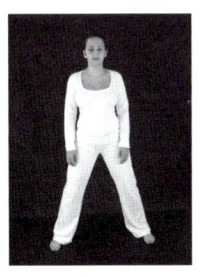 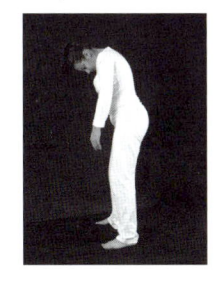 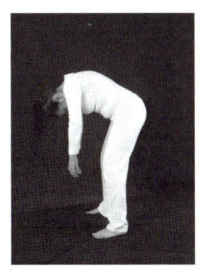 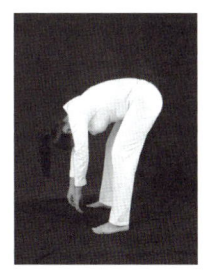 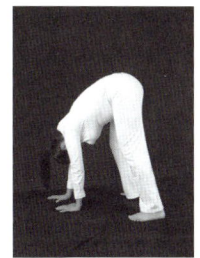 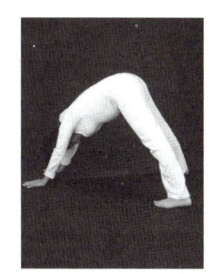

2 Continue a respirar naturalmente.

3 Mantenha o alongamento para a frente durante o tempo que puder. Para um alongamento mais intenso, pressione o tórax para baixo em direção aos joelhos.

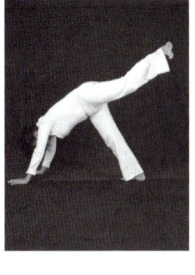 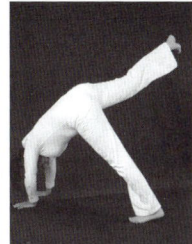

4 Lentamente, mova as mãos em direção aos pés e depois, gradualmente, aproxime os pés um do outro.

5 Com os joelhos ligeiramente dobrados, eleve a parte superior do corpo, vértebra a vértebra, para ficar totalmente em pé.

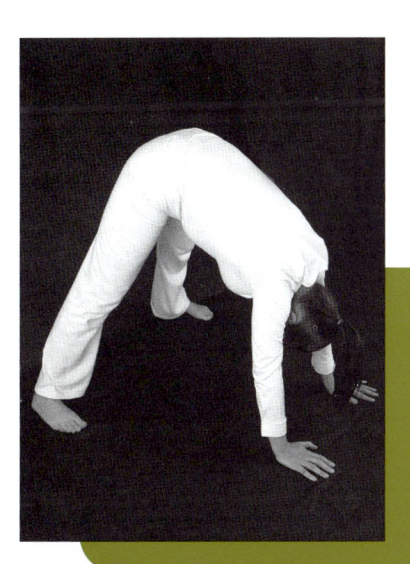

6 Observação: Para conseguir um maior alongamento das pernas e da parte inferior das costas, a pessoa pode, enquanto estiver curvada para a frente, levantar uma perna e dar um chute para trás (um coice), ao mesmo tempo em que deixa escapar um som de "Ah". Chute algumas vezes e depois faça o mesmo com a outra perna. As mãos permanecem no chão, mantendo o corpo naquela posição, enquanto a cabeça está voltada para a frente ou para o chão.

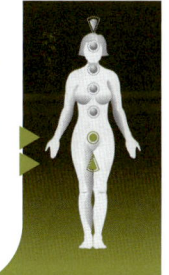

Energia & Consciência *Nossas panturrilhas são uma das áreas do corpo nas quais retemos as nossas emoções, especialmente o desejo de controlar situações e outras pessoas. Por isso, as panturrilhas concentram uma grande quantidade de tensão emocional. Nós o estimulamos a friccionar suas panturrilhas e até, com ambas as mãos fechadas, golpeá-las moderadamente, enquanto estiver curvado para a frente na posição de triângulo. Os golpes moderados com as mãos fechadas são utilizados na massagem shiatsu. Com isso, estamos enviando uma mensagem ao nosso corpo para despertar e se restaurar.*

1 Escolha um parceiro e fiquem de frente um para o outro.

2 Sentem-se no chão, com as pernas estiradas e afastadas o máximo possível. Os pés de ambos os parceiros se tocam mutuamente.

3 Os parceiros estendem os braços para a frente até as mãos se tocarem.

4 Dêem-se as mãos firmemente.

5 Lentamente, um parceiro começa a puxar o outro em sua direção. O parceiro que está sendo puxado curva-se para a frente, procurando tocar o peito no chão entre suas pernas.

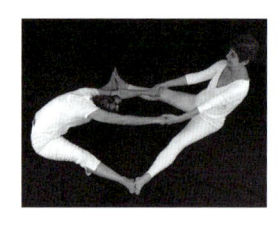

6 Respire.

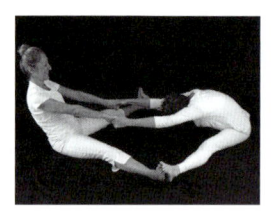

7 O parceiro que está sendo puxado diz ao outro quando deve parar de puxá-lo para a frente. Quando ele pedir para parar, o alongamento é interrompido. O parceiro que está sendo puxado permanece na posição de alongamento e respira da maneira mais natural possível. Depois, este parceiro volta para a posição inicial sentada.

8 Agora, transfira o alongamento para o outro parceiro.

9 Repita o alongamento duas ou três vezes com cada parceiro.

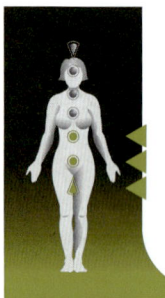

10 Ao terminar o alongamento, junte lentamente as pernas e agite-as de encontro ao solo. Retorne vagarosamente à posição em pé. Delicadamente, ajude seu parceiro a ficar em pé, se necessário.

Energia & Consciência *Este exercício de alongamento energiza o primeiro, o segundo e o terceiro chakras. Ele irá desobstruir os bloqueios na coxa e na região pélvica, liberando a tensão acumulada. Este é outro método para você se estabilizar e receber energia da terra enquanto se diverte!*

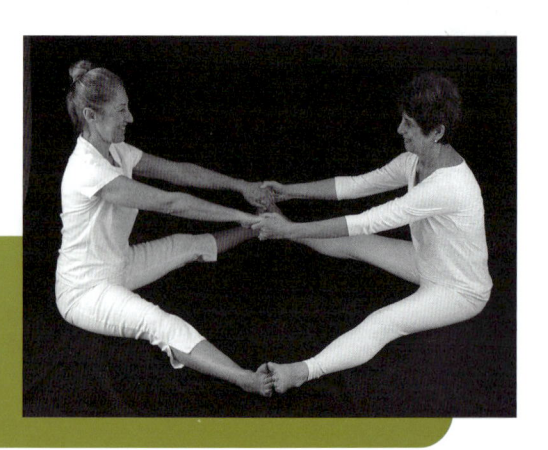

Coxas e Pernas

1 Fique em pé, com os pés afastados na largura dos ombros e paralelos um ao outro. Joelhos levemente dobrados. Quadris confortavelmente sustentados pelas pernas. Abdome relaxado da mesma forma que a parte superior do corpo. O rosto naturalmente voltado para a frente. Braços relaxados em cada lado do corpo.

2 Inspire profundamente e expire com um "Ah" 3 ou 4 vezes.

3 Levante o joelho DIREITO em direção ao peito e depois faça o mesmo com o joelho ESQUERDO.

4 Aumente o ritmo do levantamento dos joelhos de forma a ficar pulando, com os joelhos se alternando na tentativa de atingir o peito.

5 Inclua as mãos no exercício. As mãos tocam os joelhos enquanto estes se elevam de encontro a elas.

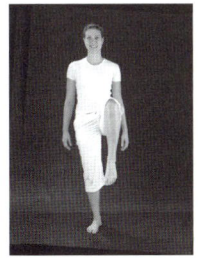 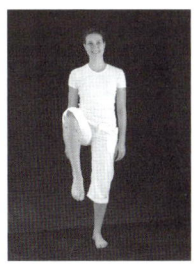

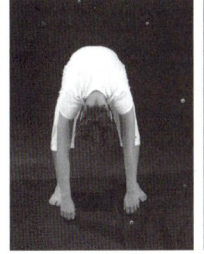 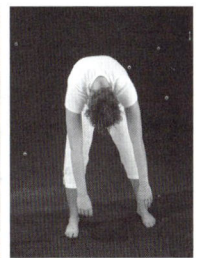

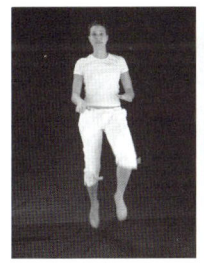 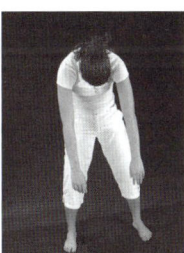

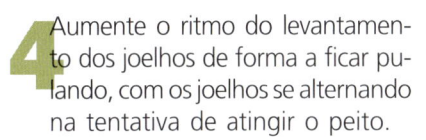

6 Comece vagarosamente, depois aumente o ritmo, atingindo a maior velocidade possível, e então diminua gradualmente a velocidade de elevação dos joelhos.

7 Fique ereto, com ambos os pés no chão. Respire profundamente 3 ou 4 vezes.

8 Dobre a cintura, com as mãos tentando atingir o chão. Joelhos levemente dobrados.

9 Faça com que a respiração fique mais uniforme, as costas se relaxem e se alonguem.

10 Respire profundamente e deixe os músculos das pernas e das costas se alongarem.

11 Erga-se lentamente, vértebra por vértebra.

12 Sinta o seu corpo enquanto permanece ereto.

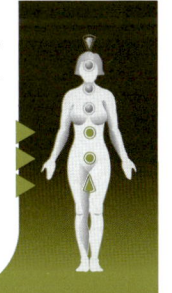

__Energia & Consciência__ Este exercício estimula o primeiro, o segundo e o terceiro chakras. Ele irá desobstruir os bloqueios nas coxas e na região pélvica, liberando a tensão acumulada, ao mesmo tempo em que ativa a energia nas pernas. Você sente-se mais disposto para trabalhar depois deste exercício? Ou, quem sabe, você está preparado para sair e enfrentar outro desafio?

1 Fique com os joelhos e as mãos apoiadas no chão.

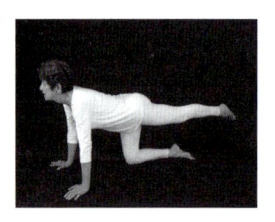

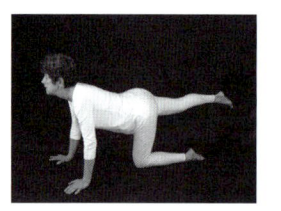

2 A cabeça voltada para a frente ou para baixo.

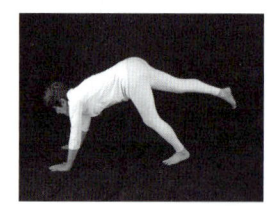

3 Impulsione a perna ESQUERDA para trás.

4 Ao mesmo tempo em que dá um chute para trás com seu calcanhar, deixe escapar um "Ah" e expire.

5 Expire ao trazer a perna ESQUERDA de volta à posição inicial.

7 Alterne o exercício com as pernas ESQUERDA e DIREITA várias vezes.

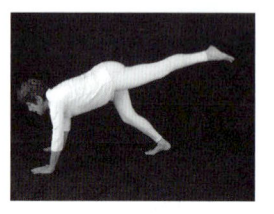

6 Mude e repita o movimento com a perna DIREITA.

8 Observação: Para conseguir um melhor alongamento, erga o joelho que está no chão sustentando o seu corpo. Agora chute para trás, enquanto emite um ressonante "Ah" a cada chute. Depois alterne as pernas.

Energia & Consciência *Este exercício é divertido e também nos faz bem. Estamos abrindo nossos primeiro e segundo chakras. Isso significa que estamos conseguindo mais vitalidade. O segundo chakra também tem a ver com nossa sexualidade. O que quer que estejamos retendo, podemos liberar durante este exercício. Que palavras você deseja dizer enquanto faz o exercício? Às vezes, eu digo "Saia" ou "Vá embora". Energeticamente, estamos exercendo uma pressão exterior sobre os chakras das costas. Isso envolve nosso centro de volição. Utilizamos nossa volição para nos controlar, talvez porque tenhamos medo de não exercermos esse controle ou de ficar vulneráveis. Este exercício também pode nos ajudar a liberar a frustração de um dia difícil. Será que existe alguma coisa que você gostaria de energeticamente eliminar de sua vida? Tente-o fazendo este exercício.*

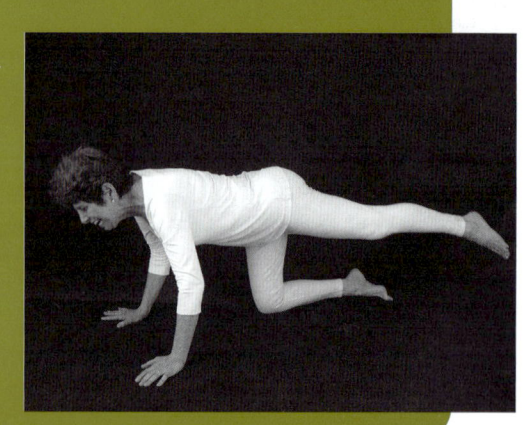

1 Fique em pé com os joelhos juntos para obter um melhor equilíbrio, Os quadris confortavelmente sustentados pelas pernas. O abdome relaxado, da mesma forma que o resto da parte superior do corpo. O rosto naturalmente relaxado.

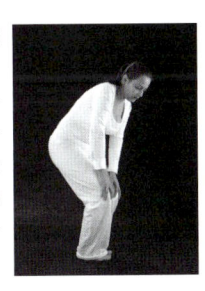 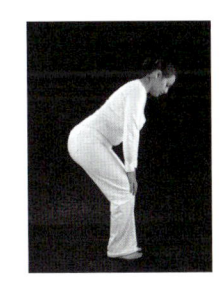

2 Dobre ligeiramente os joelhos, imitando a posição de estar sentado. As costas ficam retas.

3 Apóie as palmas das mãos sobre os joelhos.

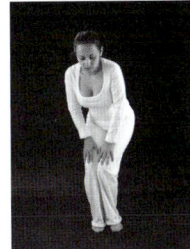 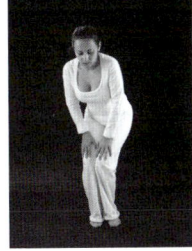

4 Gire lentamente os joelhos no sentido horário, como se estivesse descrevendo um círculo imaginário com o movimento dos joelhos.

5 Faça uma pausa.

6 Agora, gire os joelhos lentamente no sentido anti-horário.

7 Repita 3 vezes em cada direção.

8 Volte à posição inicial, em pé.

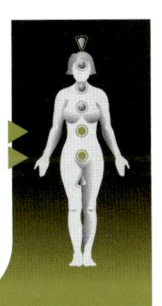

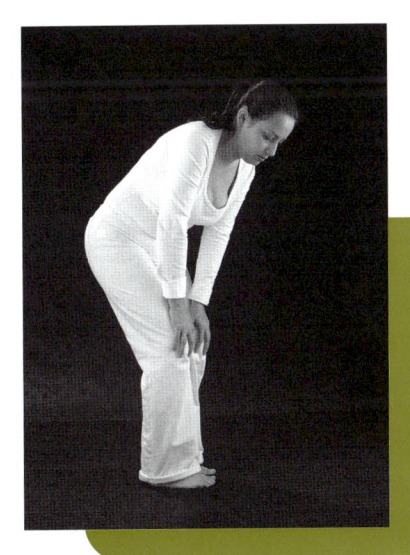

Energia & Consciência *Nossos joelhos são muito importantes. Sem eles não poderíamos ficar em pé eretos ou nos curvar. Muitas pessoas têm problemas com seus joelhos. Na verdade, uma das cirurgias mais comuns hoje em dia é o reposicionamento dos joelhos. Exercitar nossos joelhos ajudará a mantê-los em perfeito estado, principalmente se nós não estamos excessivamente acima do peso. Se você desejar experimentar um aumento no bemestar dos seus joelhos através da energia, poderá esfregar suas mãos uma na outra até que estejam aquecidas e colocá-las em cima dos joelhos para uma suave sensação de relaxamento quando eles estiverem cansados.*

1 Em pé com os pés afastados a uma distância confortável, paralelos um ao outro. Os joelhos levemente dobrados. Quadris confortavelmente sustentados pelas pernas. Abdome relaxado, da mesma forma que o resto da parte superior do corpo. Cabeça naturalmente voltada para a frente. Braços relaxados de cada lado do corpo.

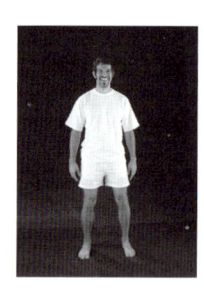

2 Eleve simultaneamente ambos os calcanhares do chão, mantendo os joelhos levemente dobrados.

3 Quanto os calcanhares estiverem afastados do chão, erga os braços à altura do peito, com as palmas das mãos abertas voltadas para baixo, paralelas ao chão.

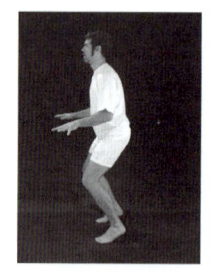

4 Com os calcanhares afastados do chão, mova as mãos para cima, mantendo-as paralelas ao chão. Deixe cair fortemente os calcanhares para o chão e pressione as palmas das mãos para baixo, como se estivesse empurrando as energias ali contidas para o chão.

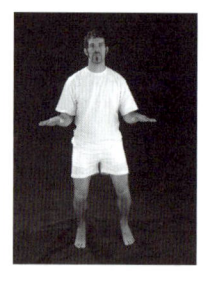

5 Continue a movimentar os calcanhares e as palmas das mãos para cima e para baixo.

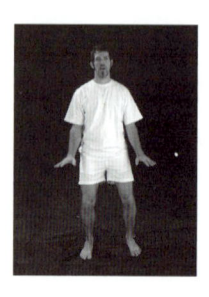

6 Inicie este exercício lentamente, e vá aumentando gradualmente o ritmo e a intensidade do deslocamento das palmas das mãos para baixo bem como da pressão dos calcanhares em direção ao chão.

7 Vá diminuindo suavemente o ritmo até que ele fique muito lento.

8 Deixe escapar um som de "Ah" a cada vez que os calcanhares batam no chão, ao mesmo tempo que mantém os olhos totalmente abertos.

9 Volte a se posicionar em pé e sinta todo o seu corpo vibrar, e a respiração se expandindo em seu peito. Você está presente, aqui e agora!

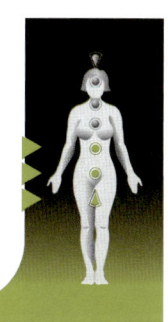

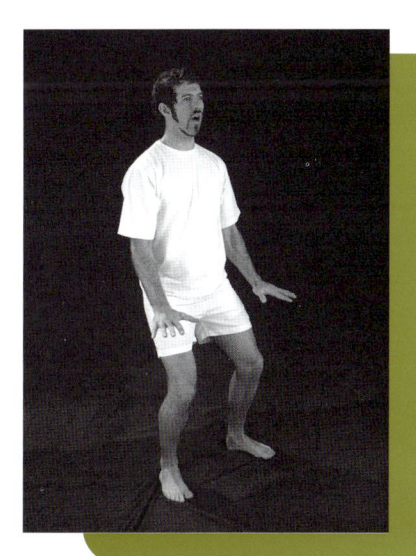

Energia & Consciência *Este exercício energiza todo o corpo, através da ativação rítmica das pernas e dos braços. Depois de ter experimentado o exercício, você irá sentir-se completamente revitalizado, presente, energizado e preparado para realizar o que deseja de coração. Você começará a sentir o manancial da energia e as capacidades que existem dentro de si prontas a serem postas em atividade. Esta postura de estabilidade é muito útil para abrir o primeiro chakra e para conectá-lo com sua vitalidade. Ela é muito poderosa, uma vez que ajuda a manter sua atenção no presente e no momento. Ao incluir o movimento direcionado e vigoroso das mãos e dos braços, este exercício fortalece a percepção e a importância da energia deslocando-se da parte superior do corpo em direção ao chão. Isso irá ajudar a energia a se estabilizar, o que a tornará mais disponível para que você a direcione para uma área de sua vida à sua escolha.*

1 Comece com os pés afastados na largura dos ombros, paralelos um ao outro. Os joelhos levemente dobrados. Os quadris estão confortavelmente sustentados pelas pernas. O abdome relaxado, como o resto da parte superior do corpo. A cabeça naturalmente voltada para a frente. Os braços relaxados de cada lado do corpo.

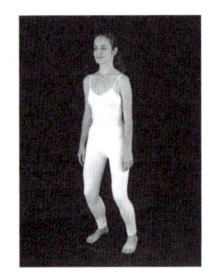

2 Imagine que está à beira-mar, com os pés dentro d'água, desfrutando um belo dia ensolarado. Alegre e suavemente, dê alguns chutes com a perna DIREITA para a frente.

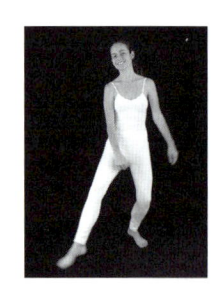

3 Depois, de uma maneira alegre e divertida, dê chutes com a perna DIREITA para o lado DIREITO. Tente chutar em diferentes ângulos e alturas.

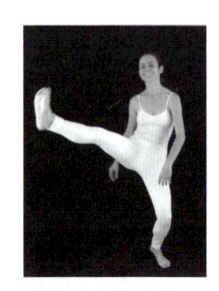

4 Mude para a perna ESQUERDA e repita os movimentos feitos do lado DIREITO.

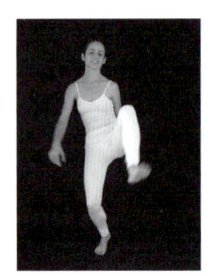

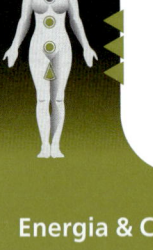

5 Retorne à posição inicial em pé com um alegre sorriso na face e deleite-se com o sol.

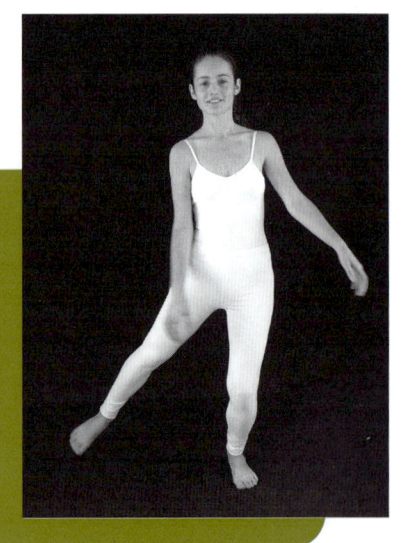

Energia & Consciência *Aquilo em que pensamos enquanto exercitamos nosso corpo produz um grande efeito no próprio exercício bem como sobre o seu resultado. Enquanto pratica os exercícios deste livro, tente focalizar-se na maneira como a sua energia está fluindo e em como você está se sentindo. Quando atingir onde não está sentindo a energia fluir, observe exatamente o que o seu corpo está lhe dizendo. Estimule-o a relaxar e sinta o fluxo. Esse fluxo poderá provocar alegria. São sua mente e sua consciência que relacionam e dão significado ao que você está sentindo em seu corpo e em sua vida.*

3. Pélvis e Abdome

A sua pélvis está forte e saudável? A pélvis sustenta toda a parte superior do corpo. Anatomicamente, os órgãos genitais estão localizados na pélvis. Esta é a área do prazer ou do sofrimento e, para alguns de nós, de ambos, prazer e sofrimento. Para alguns, a pélvis é uma área muito dolorosa, tão entorpecida pela dor que permanece despercebida. Nosso abdome também retém sentimentos e várias emoções fortes como a ira e a depressão. Podemos aprender a alcançar esses sentimentos. Ficar ciente de nossos sentimentos é um primeiro passo para a cura. Estes exercícios o irão ajudar a iniciar, ou a continuar, o seu caminho da autodescoberta.

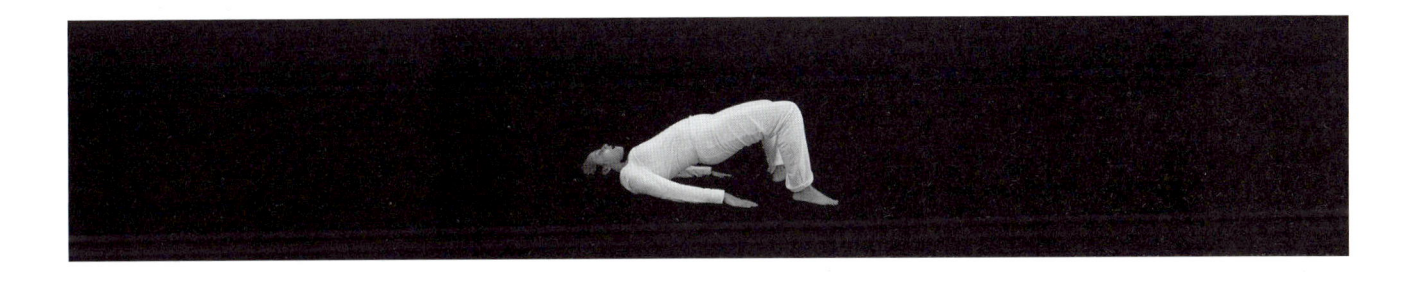

AQUECIMENTO DA VIRILHA
AGACHAMENTO
FLEXÃO COM A PERNA ESTIRADA
IMPULSÃO DOS QUADRIS
IMPULSÃO DA PÉLVIS EM PÉ
MASSAGEM DAS NÁDEGAS
O SAPO
IMPULSÃO DA PÉLVIS DEITADO
AQUECIMENTO DA CINTURA
MASSAGEM DA BARRIGA

1 Observação: Movimente-se moderadamente durante este exercício, uma vez que os músculos localizados nesta região habitualmente não são exercitados.

2 Fique em pé com os pés afastados a uma distância confortável. Eles devem estar paralelos um ao outro. Os joelhos levemente dobrados. Os quadris sustentados confortavelmente pelas pernas. O abdome relaxado, da mesma forma que o resto da parte superior do corpo. A cabeça naturalmente voltada para a frente. Braços relaxados em cada lado do corpo.

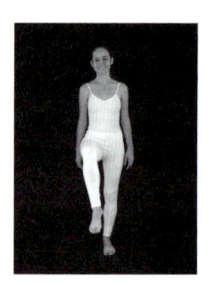

3 Comece erguendo a perna DIREITA dobrada para o mais perto possível do peito.

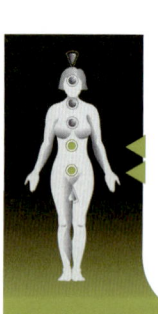

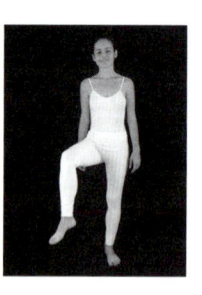

4 Vire a perna DIREITA dobrada para o lado, movendo-a depois para trás e depois para a frente, completando um círculo inteiro.

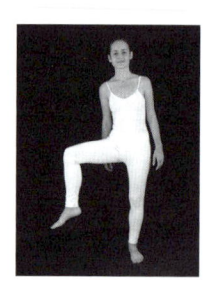

5 Você pode preferir manter pelo menos uma mão sobre o joelho DIREITO para direcioná-lo na realização do círculo inteiro.

6 Mude a direção do giro do joelho DIREITO.

7 Alterne as direções algumas vezes.

8 Repita com a perna ESQUERDA.

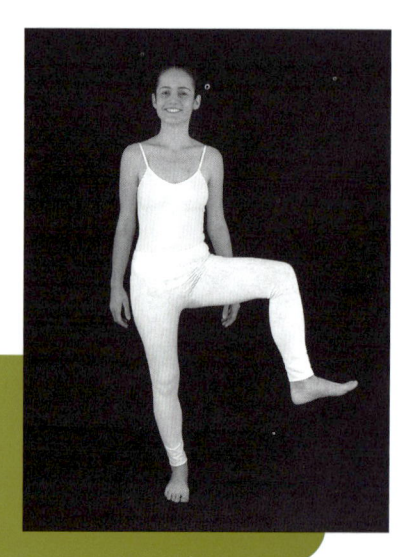

Energia & Consciência *Este exercício abre nosso segundo chakra e também afeta o terceiro. Aqui, estamos agindo com a qualidade da manifestação de nossa criatividade e de nossa sexualidade. Energeticamente, isso também se reflete sobre o quanto estamos envolvidos para cuidar de nós mesmos e de nossa saúde.*

1 Comece com os pés afastados a uma distância confortável. Eles devem ficar paralelos um ao outro. Os joelhos levemente dobrados. Os quadris confortavelmente suportados pelas pernas. O abdome relaxado, bem como o resto da parte superior do corpo. A cabeça naturalmente voltada para a frente. Os braços ficam relaxados ao lado do corpo.

2 Fique em frente do seu parceiro e olhem-se nos olhos, um ao outro.

3 Estendam os braços para que você e seu parceiro fiquem de mãos dadas.

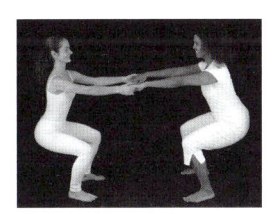

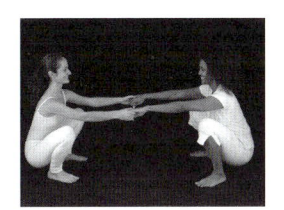

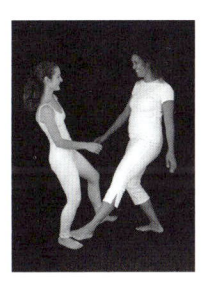

4 Agachem-se lentamente, mantendo o equilíbrio de ambos.

5 Respirem.

6 Ergam-se e agachem-se algumas vezes, avaliando o equilíbrio, o nível de dificuldade e a intensidade do agachamento.

7 Voltem lentamente a ficar em pé e impulsionem as pernas para a frente a fim de liberar a tensão acumulada nas coxas.

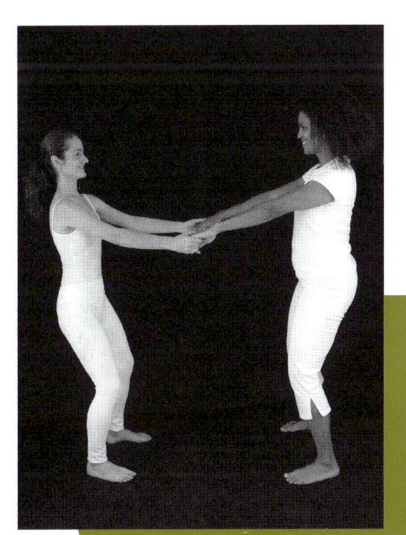

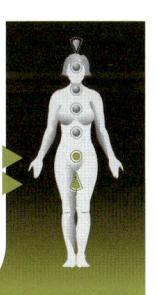

Energia & Consciência *Estamos trabalhando com o primeiro e o segundo chakras. Você acha que será melhor fazer este exercício por si mesmo ou com seu parceiro? Tente fazê-lo das duas maneiras e observe o que sente sem ser ajudado por outra pessoa ou com a ajuda de seu parceiro. Você gosta de dar e receber apoio? Ou prefere realmente cuidar de si mesmo? Isso servirá para a sua conscientização.*

1 Fique em pé com os pés afastados na largura dos ombros e paralelos um ao outro. Os joelhos levemente dobrados. Os quadris confortavelmente sustentados pelas pernas. O abdome relaxado, como o resto da parte superior do corpo. A cabeça naturalmente voltada para a frente. Os braços relaxados de cada lado do corpo. Respire naturalmente.

2 Leve a perna DIREITA à frente, tão longe quanto possível. Dobre lentamente a perna DIREITA, ao mesmo tempo em que a perna ESQUERDA permanece reta atrás do corpo. Sinta o alongamento na região da virilha. Coloque as mãos na frente do corpo ou de cada lado da perna DIREITA para um melhor apoio e um alongamento mais profundo.

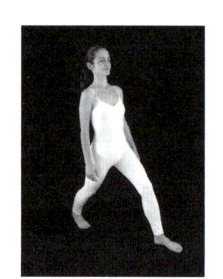

3 Estire a perna ESQUERDA para trás, o mais longe possível da perna DIREITA a fim de conseguir um alongamento ainda mais profundo.

4 Respire normalmente durante todo o alongamento.

5 Lentamente, volte à posição inicial em pé.

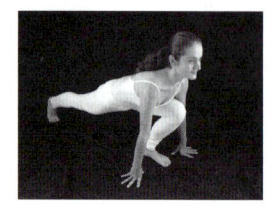

6 Balance as pernas DIREITA e ESQUERDA.

7 Repita a mesma seqüência, porém desta vez com a perna ESQUERDA estando colocada na frente tão longe quanto possível.

8 Repita duas ou três vezes com cada perna.

9 Variação: A mesma seqüência pode ser realizada deslocando-se lateralmente a perna DIREITA, o mais longe possível da perna ESQUERDA, impulsionando-se assim o corpo para a lateral. Repita com a perna ESQUERDA e impulsione-a o máximo possível para a esquerda.

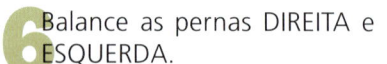

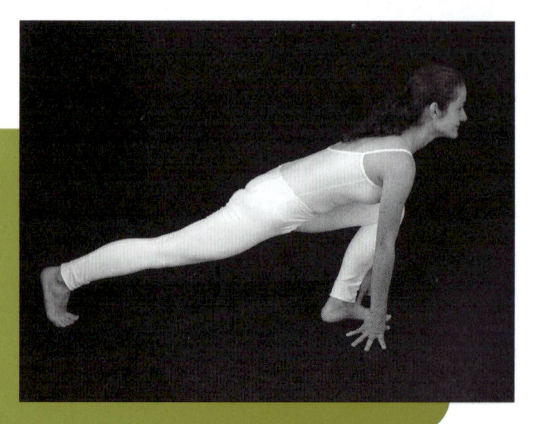

Energia & Consciência *Até que ponto você pode impulsionar o corpo para a frente e ainda manter o equilíbrio? Eu desafio a mim mesmo cada vez que faço este exercício. Arrisque afastar as pernas ainda mais, e então verifique se ainda mantém o equilíbrio. Suas pernas parecem mais fortes e capazes de mantê-lo nessa posição? Ou você se esforça para se manter assim? Se for difícil, como você reage a isso? Você se esforça ainda mais ou diz para si mesmo: "Não posso fazer isso"?*

Pélvis e Abdome

1 Em pé, com os pés afastados a uma distância confortável, paralelos um ao outro. Os joelhos levemente dobrados. Os quadris confortavelmente suportados pelas pernas. O abdome relaxado, da mesma forma que o resto da parte superior do corpo. A cabeça voltada naturalmente para a frente. Os braços relaxados de cada lado do corpo.

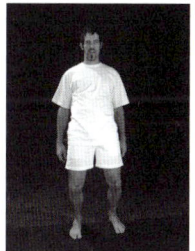

2 Desloque suavemente os quadris para o lado DIREITO, depois para a FRENTE, para a ESQUERDA e então para TRÁS.

3 Aumente gradualmente o ritmo/velocidade desse movimento dos quadris para todas as quatro direções no sentido anti-horário.

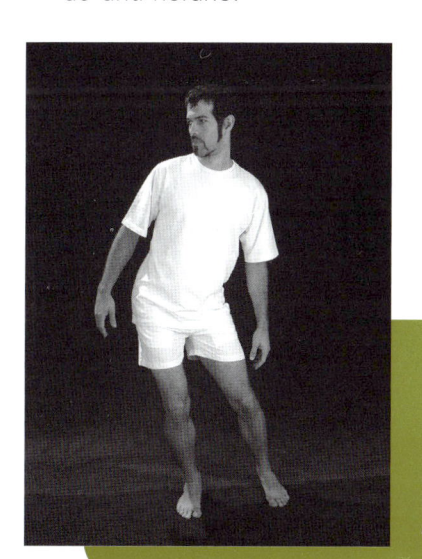

4 Comece a, vigorosa e intencionalmente, impulsionar a energia que provém de sua bacia para a DIREITA, para a FRENTE, para a ESQUERDA e para TRÁS. Imagine que está tentando direcionar a energia de sua bacia para alguém que está em cada um dos lados para os quais você a está impulsionando.

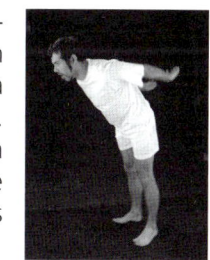

5 A cada impulso, emita um ressonante "Ah".

6 Continue respirando normalmente.

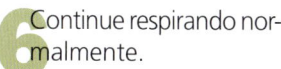
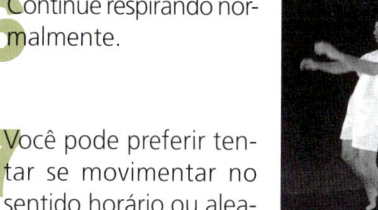
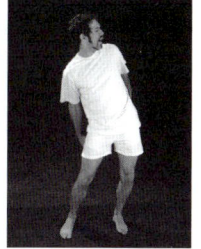

7 Você pode preferir tentar se movimentar no sentido horário ou aleatoriamente ao impulsionar os quadris.

8 Diminua o ritmo da impulsão, para que ele se torne um *meneio contínuo* dos quadris e da cintura no sentido horário.

9 Mude para o anti-horário, reduzindo ainda mais a velocidade do meneio dos quadris e da cintura até atingir a posição em pé.

10 Permaneça em pé, respirando e observando a vibração semelhante a ondas em sua região pélvica.

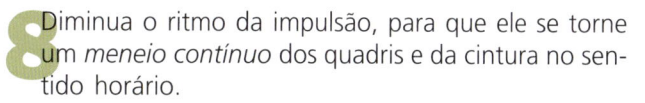
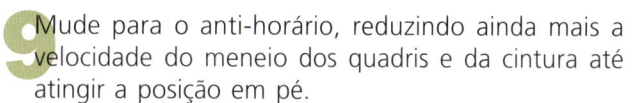
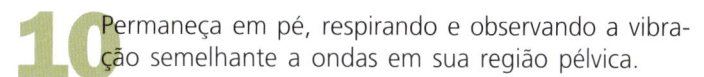
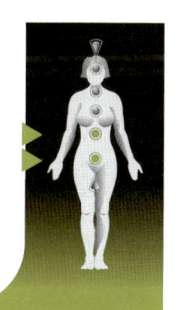

Energia & Consciência *Este exercício estimula a abertura do segundo chakra e exercita a pélvis. Ele irá ajudar a liberar a tensão que geralmente se mantém na região, bem como permitirá uma maior fluidez no sacro e, conseqüentemente, a mobilidade da espinha dorsal. Este exercício estimula a desobstrução total da fonte de criatividade, do fervor e da autoconfiança para os nossos relacionamentos e para nossa vida.*

1 Em pé, com os pés afastados a uma distância confortável, maior que a largura dos ombros e paralelos um ao outro. Os joelhos levemente dobrados. Os quadris confortavelmente suportados pelas pernas. O abdome relaxado, da mesma forma que o resto da parte superior do corpo. A cabeça naturalmente voltada para a frente. Os braços relaxados ao lado do corpo. Respire naturalmente.

2 Com os joelhos levemente dobrados, mova lentamente a pélvis para a frente e para trás, em um movimento ondulatório.

3 Inclua os braços para ajudar o equilíbrio e a intensidade da impulsão.

4 Aumente a intensidade da impulsão para a frente.

5 Enquanto a pélvis se desloca para a frente, os braços vão para trás à altura do peito.

6 Quando impulsionar a pélvis para a frente, expire e emita um som de "Ah".

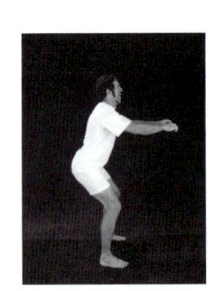 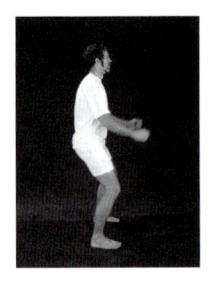 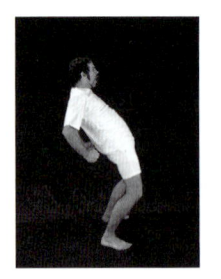

7 Enquanto a pélvis se desloca para trás, arqueie conscientemente as costas e inspire.

8 Comece lentamente e aumente a velocidade e a intensidade do impulso tanto quanto possível.

9 Volte vagarosamente à posição inicial em pé, continuando o movimento ondulatório da pélvis.

10 Mantenha seus joelhos levemente dobrados e observe, enquanto respira naturalmente, com os olhos fechados, se há uma vibração ou ondas fluindo por todo o corpo.

11 Permaneça em pé e deleite-se com a vida fluindo dentro de você.

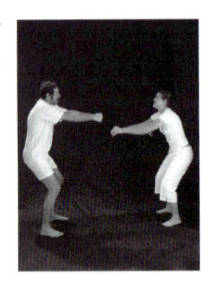

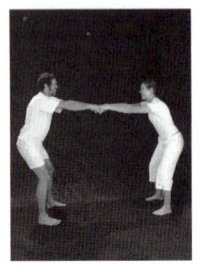

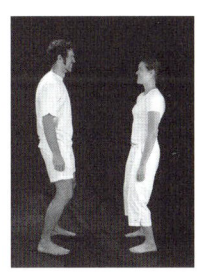 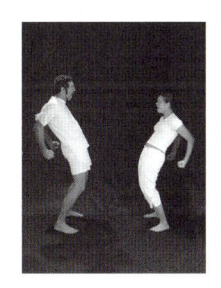 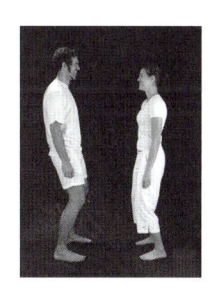

12 Variação: Em vez de uma impulsão para a frente, faça uma impulsão para trás. Dessa maneira, ao impulsionar as nádegas para trás emita um som de "Ah". Lembre-se que deve modificar a intensidade do impulso em qualquer direção.

13 Variação: Este exercício pode ser feito em duplas ou em grupos. Em qualquer caso, assegure-se de que as duas pessoas estejam suficientemente perto uma da outra, mas não demasiadamente próximas de forma que as impulsões para a frente não façam com que qualquer um dos parceiros atinja o outro. Além disso, assegure-se de que cada uma das pessoas da dupla esteja olhando diretamente nos olhos da outra enquanto impulsiona sua pélvis para a frente. Depois de serem feitas as duplas, convide-as a partilharem mutuamente seus sentimentos e pensamentos durante o exercício.

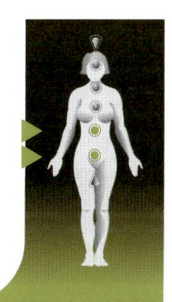

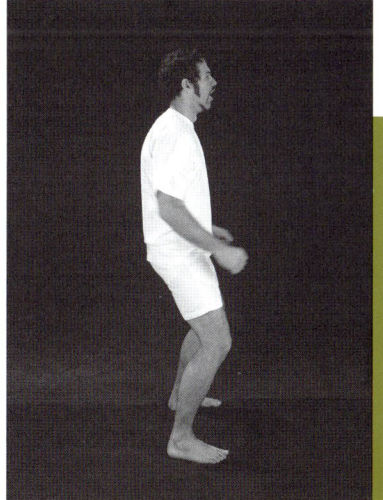

Energia & Consciência *Ocorre o mesmo que na impulsão pélvica individual, só que, desta vez, o resultado é mais imediato, porque você tem um parceiro ou talvez porque há outras pessoas o observando. Está tudo bem ou você sente-se inibido? Este exercício estimula a abertura do segundo chakra e movimenta a pélvis. Ele ajudará a liberar a tensão que normalmente se acumula nessa região bem como permitirá uma maior fluidez no sacro e maior mobilidade da coluna vertebral. Este exercício estimula a desobstrução total da fonte da criatividade, o entusiasmo e a autoconfiança para os nossos relacionamentos e para a nossa vida. Uma vez que temos nosso fluxo de sensualidade e sexualidade liberado, podemos então escolher se desejamos ou não partilhá-lo com alguém.*

1 Sente-se com os joelhos dobrados. Pernas confortavelmente afastadas e pés no chão.

2 A cabeça voltada para a frente.

3 Respire profundamente 3 vezes, emitindo um som de "Ah" na expiração.

4 Coloque suas mãos abaixo dos joelhos, erguendo os pés do chão.

5 Incline suas costas para trás, de forma a manter seu equilíbrio, ficando apoiado nas nádegas.

6 Agora comece a fazer um movimento circular com seus joelhos.

7 Este movimento é feito como se estivesse girando sobre os ossos da bacia.

8 Movimente-se lentamente para que possa sentir as áreas sensíveis de suas nádegas.

9 Respire algumas vezes cada vez que atingir uma área sensível e relaxe nessa posição.

10 Observação: Você pode colocar suas mãos no chão, nos lados ou atrás, para ajudar a manter seu equilíbrio e para obter um maior apoio.

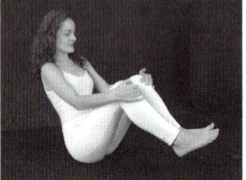
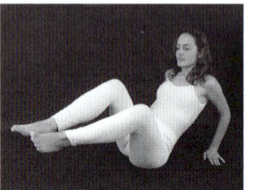
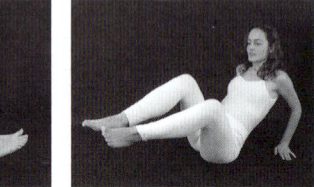
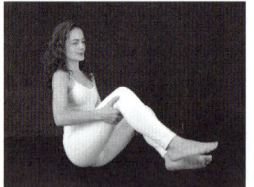
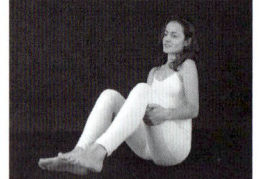
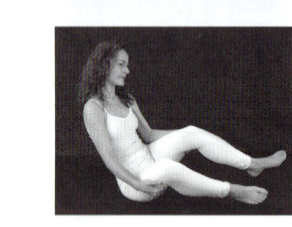
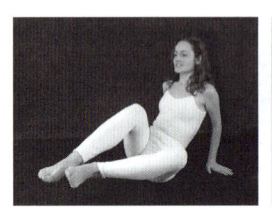

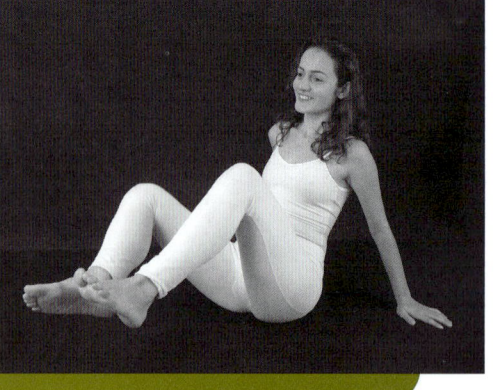

Energia & Consciência *Este é um modo simples de aliviar a pressão da região pélvica e da parte inferior das costas. Essa é uma região que mantém o stress. Este exercício ajudará a liberá-lo. Pode prestar atenção a como seu corpo se sente ao fazer este exercício? Você sente a energia em suas pernas e no seu abdome? Sente-se bem?*

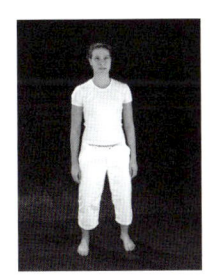

Pélvis e Abdome

1 Fique em pé, com os pés afastados a uma distância confortável, maior que a largura dos ombros, e paralelos um ao outro. Os joelhos levemente dobrados. Os quadris confortavelmente suportados pelas pernas. O abdome relaxado, como o resto da parte superior do corpo. A cabeça naturalmente voltada para a frente. Os braços relaxados em cada lado do corpo.

2 Movimente-se lentamente para baixo, ficando agachado.

3 Ponha as mãos apoiadas no chão, à sua frente, entre as pernas, para obter um maior equilíbrio.

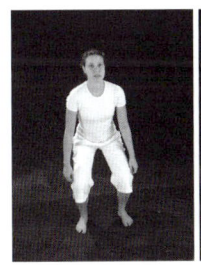
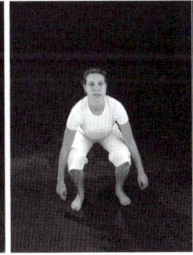
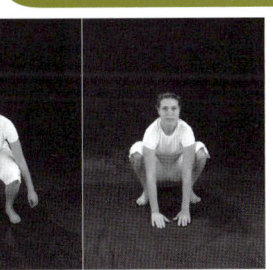

4 Salte de um lado para outro, elevando e abaixando as nádegas, para alongar o interior das coxas e as costas.

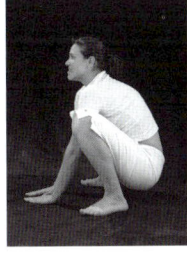
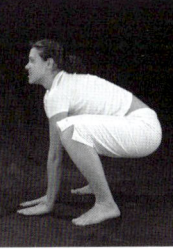
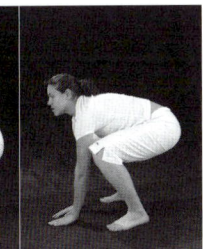

5 Para intensificar o exercício, pule para cima e desça sobre os pés, mantendo a mesma posição.

6 Para tentar algo mais difícil, salte em torno da sala na posição agachada.

7 Observação: Verifique se seus calcanhares mantêm-se apoiados totalmente no chão, quando você está agachado, ou se se erguem do solo automaticamente. Tente mantê-los em contato com o chão para intensificar o alongamento da parte inferior da perna.

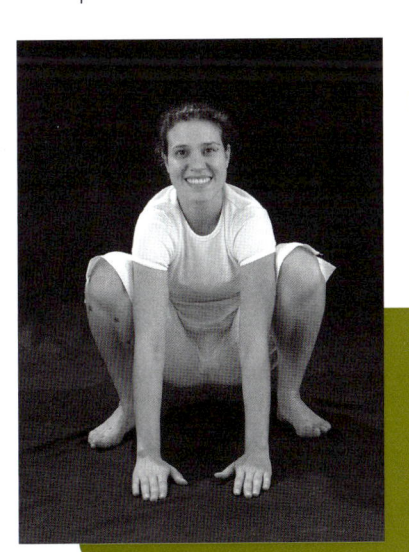

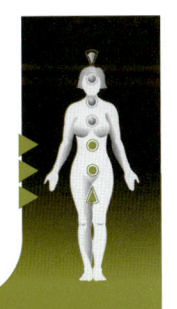

Energia & Consciência *Este exercício pode ser divertido e certamente é ótimo. Ele desobstrui totalmente o fluxo de energia, e isso pode trazer de volta alguns dos momentos mais puros de nossa infância. Preste atenção ao seu rosto durante este exercício. Há um sorriso, ou você o está fazendo com uma expressão de seriedade? A alegria faz bem à nossa saúde. Deixe que a criança que existe dentro de si apareça e brinque.*

1 Utilize uma esteira para apoiar as costas e as nádegas.

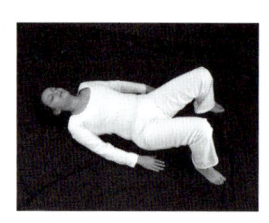

2 Deitado de costas. Os joelhos dobrados. Os pés no chão paralelos um ao outro, afastados a uma distância confortável e a uma largura maior que a dos ombros. A parte inferior das costas em contato com o chão. A pélvis levemente inclinada para a frente. O abdome relaxado, da mesma forma que o resto da parte superior do corpo. A cabeça naturalmente voltada para a frente, olhando para o teto. Os braços relaxados de cada lado do corpo. Respire naturalmente.

6 Aumente a intensidade da impulsão para cima.

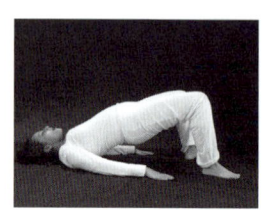

7 Enquanto a pélvis se movimenta para cima, contraia as nádegas e arqueie as costas para aumentar a pressão para o alto.

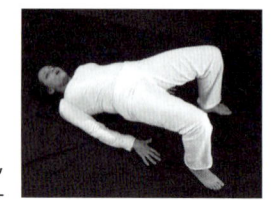

3 Impulsione a pélvis para cima, para que a parte inferior das costas fique afastada da esteira.

4 Ao mesmo tempo do impulso para cima, expire e emita um som de "Ah".

5 Comece lentamente e aumente a velocidade e a intensidade tanto quanto você acha que pode. A parte de trás dos seus braços e a parte superior dos ombros servirão de apoio enquanto você faz o impulso para cima.

8 Retenha a impulsão para cima por alguns momentos na posição com as nádegas elevadas.

9 Inspire ao movimentar conscientemente a pélvis para baixo.

10 Repita a impulsão para cima, emitindo um som de "Ah" e expirando tantas vezes quantas puder.

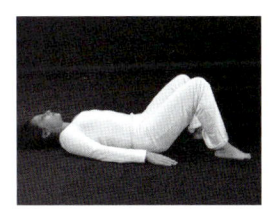

11 Variação: Em vez de uma impulsão para cima, faça um movimento de impulsão para baixo. Assim, enquanto as nádegas pressionam a esteira/almofada, emita um som de "Ah". Lembre-se de que você pode modificar a intensidade da impulsão em qualquer direção.

12 Abaixe lentamente a parte inferior do corpo, as costas e as nádegas para o chão. Deixe os braços e as mãos relaxarem no chão ao seu lado, as pernas alongadas. Respire profundamente diversas vezes. Deleite-se.

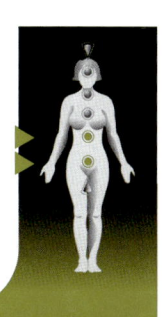

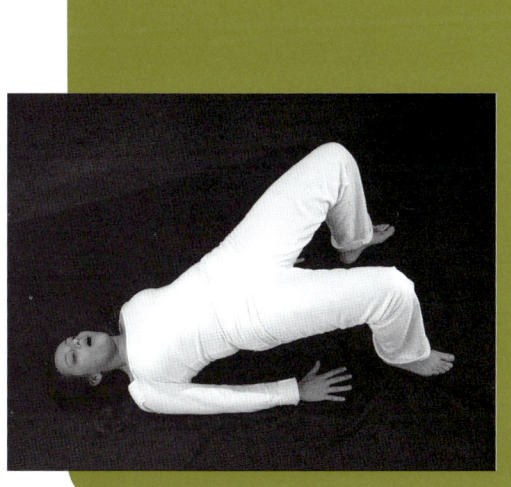

Energia & Consciência *As impulsões da pélvis acima descritas são variações sobre o mesmo tema. A região pélvica é energeticamente nutrida pelo segundo chakra. Isso tem a ver com a nossa criatividade e com a nossa sexualidade. Por causa dos diversos tabus em nossa cultura, a região genital é comumente o lugar do qual a pessoa sente-se envergonhada e confusa quando criança. Ao exercitar conscientemente a pélvis, podemos sentir emoções tais como ira ou vergonha, bem como ter uma sensação de força e prazer. Quando deixamos de ter vergonha e passamos simplesmente a sentir, a maioria das pessoas sente-se bem e também passa a ter uma sensação de prazer ao fazer a impulsão da pélvis. Isso desobstrui a parte inferior do corpo e permite que a energia flua ainda mais. A energia que se movimenta e flui ajuda a manter o corpo saudável. A energia estagnada, da mesma forma que a água estagnada, pode causar doenças.*

1 Em pé, com os pés separados a uma distância confortável, paralelos um ao outro. Joelhos levemente dobrados. Quadris sustentados confortavelmente pelas pernas. O abdome relaxado, da mesma forma que a parte superior do corpo. A cabeça naturalmente voltada para a frente. Os braços relaxados nas laterais do corpo.

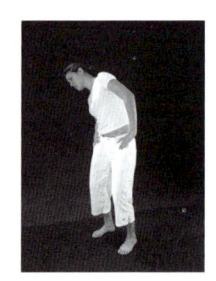

4 Na posição curvada para a FRENTE, comece lentamente a mover a parte superior do corpo para a ESQUERDA. Tente fazer este movimento apenas na cintura.

5 Continue a mover seu tronco para a ESQUERDA, depois para TRÁS e para a DIREITA.

6 Mude a ordem dos movimentos.

2 Ponha as mãos em cada lado da cintura.

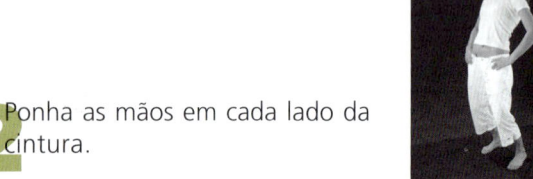

7 Comece lentamente, sentindo e observando qualquer tensão em cada movimento.

8 Continue respirando durante todo o exercício.

3 Lentamente, curve o tronco para a frente. A cabeça e o pescoço ficam relaxados e se movem na direção do torso.

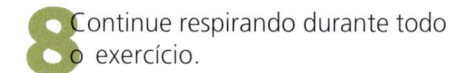

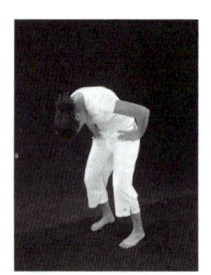

Energia & Consciência *Com este movimento, estamos mobilizando a parte inferior do nosso corpo. É ali que nos apoiamos. Ao mesmo tempo, nossa cabeça movimenta-se como um periscópio indicando o caminho, e nosso tronco também executa lentamente o movimento. Os chakras ativados são o segundo, o terceiro e o quinto da frente e o sexto das costas. Ao fazer este exercício, você sente-se seguro, sente-se firme? Sua base é forte ou um pouco fragilizada? Preste atenção às sutilezas. O que sente ao movimentar lentamente sua cintura e seus quadris? Há uma rigidez ou os movimentos fluem?*

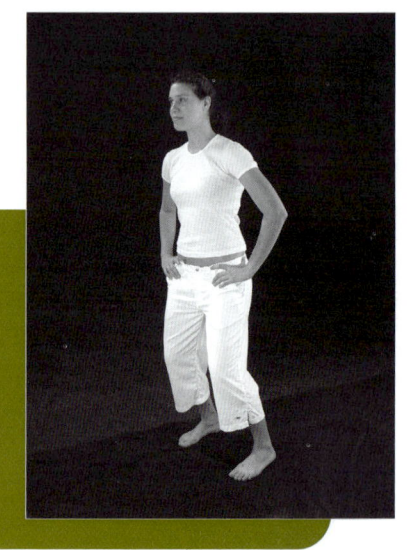

1 Deitado de costas. Joelhos dobrados; os pés paralelos um ao outro, afastados a uma distância confortável que ultrapasse a largura dos ombros. A parte inferior das costas em contato com o solo. O abdome relaxado, da mesma forma que o resto da parte superior do corpo. A cabeça naturalmente voltada para cima, olhando para o teto. O pescoço relaxado. Os braços relaxados e colocados nos lados do corpo. Respire naturalmente.

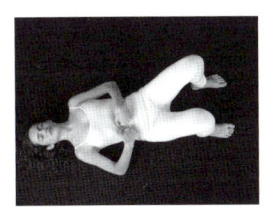 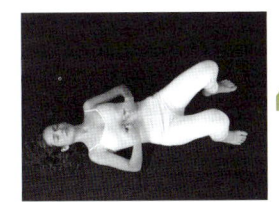

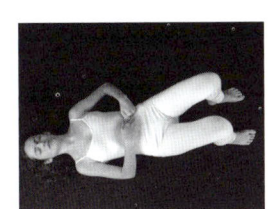

4 Gradualmente, comece a pressionar as pontas dos dedos na sua barriga. Enquanto faz isso, movimente lentamente os dedos no sentido horário, começando pela região do diafragma. Se preferir, pode fechar os olhos enquanto massageia a barriga.

7 Respire continuamente durante a massagem.

8 Repita os movimentos da massagem, mas agora no sentido anti-horário.

9 Observação: Quando você encontrar um local de tensão, respire profundamente algumas vezes e relaxe. Verifique se a tensão se dissipa ou não depois disso.

2 Ponha as palmas de ambas as mãos em cima da parte inferior da barriga.

3 Respire profundamente 2 ou 3 vezes.

5 Seus dedos fazem juntos um movimento circular em cada um dos quatro quadrantes de sua barriga.

6 Suavemente, pressione mais um pouco os seus dedos para sentir e liberar qualquer tensão enquanto move os dedos em círculo sobre a barriga.

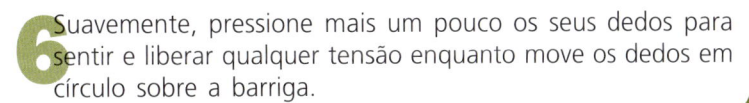

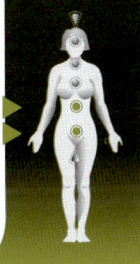

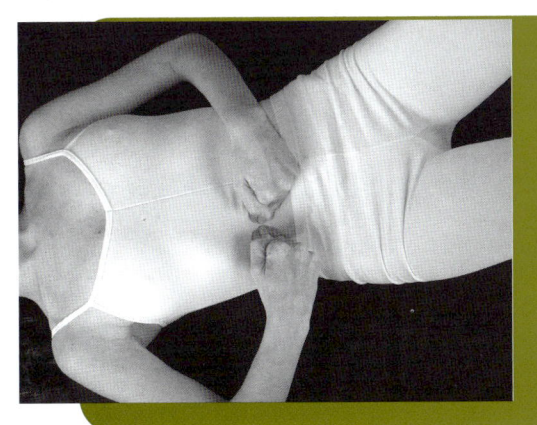

Energia & Consciência *A barriga é uma região singular, porque ali tendem a se acumular nossos sentimentos inconscientes de tristeza, raiva e depressão. Com esta massagem, começamos a entrar em contato com esses sentimentos dos quais não tínhamos conhecimento anteriormente. Assim sendo, ao massagear a barriga, você pode começar a sentir-se triste, chorar ou ficar totalmente irado. Ao ficar consciente desses sentimentos, deixe que sua respiração ocorra naturalmente. Observe apenas o que está acontecendo e para onde seus sentimentos querem levá-lo. Mais tarde, pode resolver refletir sobre que sentimentos surgiram durante a massagem e o seu significado para você.*

4. Peito

O peito é o local no qual absorvemos o ar ou a energia que é chamada geralmente de Prana, ou força vital. Sua respiração é superficial ou plena? Está conseguindo obter do ar o nutrimento de que necessita para abastecer e enriquecer a bela pessoa que é você? E quanto ao seu coração, você sente tensão no peito? Em geral, protegemos nosso coração com uma blindagem muscular, reprimindo ou resguardando nossos sentimentos. Os exercícios a seguir ajudarão a começar a desfazer a blindagem e a expandir sua respiração, para absorver uma maior quantidade da energia vital que está continuamente à sua disposição. Isso também oferecerá uma oportunidade para que você expresse sua ira de uma maneira saudável, bem como para abrir um pouco mais o seu coração. À medida que você expande e enche o peito, e sente-se mais presente, mais vivo e exuberante, irá desejar partilhar com o mundo ainda mais do que você é e o amor que traz consigo em seu coração.

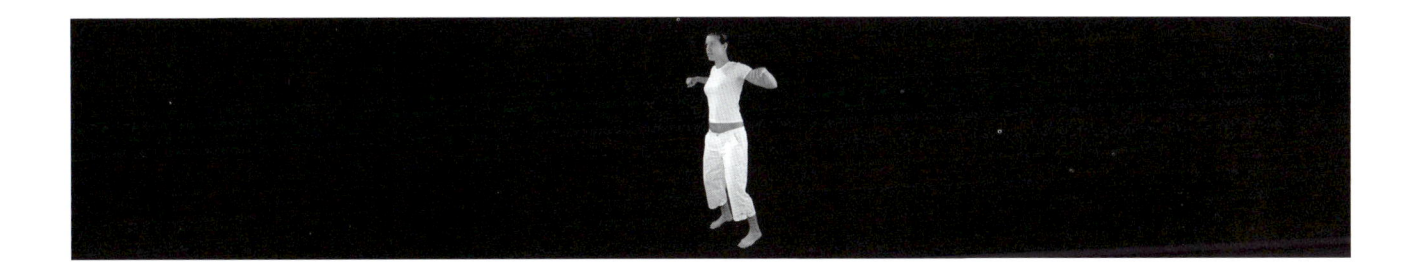

RESPIRAÇÃO ESTIMULANTE
"AUTO-ABRAÇO"
"SAIA DAS MINHAS COSTAS"
DE CORAÇÃO A CORAÇÃO
O CORAÇÃO ACIMA DA CABEÇA
A PULSAÇÃO DA SUA VIDA
DE PEITO ABERTO
EXPANSÃO DA CAIXA TORÁCICA
RESPIRAÇÃO NUTRITIVA
ALONGAMENTO DAS COSTAS
MASSAGEM COSTAS COM COSTAS
ROTAÇÃO DO TORSO EXPANDIDO

1 Fique em pé, com os pés afastados na largura dos ombros, paralelos um ao outro. Os joelhos levemente dobrados. Os quadris confortavelmente suportados pelas pernas. O abdome relaxado, da mesma forma que o resto da parte superior do corpo. A cabeça voltada naturalmente para a frente. Os braços relaxados em cada lado do corpo. Respire naturalmente.

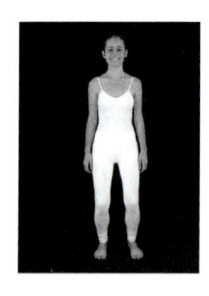

3 Enquanto faz as 5 inspirações rítmicas, arqueie as costas e movimente os braços flexionados para trás, procurando fazer com que os cotovelos se encontrem nas costas, aumentando o arqueamento da espinha dorsal. Isso irá dilatar o tórax, para aumentar o fluxo do ar inspirado na cavidade superior dos pulmões.

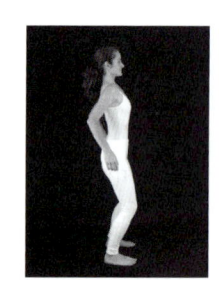

2 Nessa posição, inspire ritmicamente 5 vezes: inspire 1, inspire 2, inspire 3, inspire 4 e inspire 5. Assegure-se de prender a respiração e não expirar entre as inspirações.

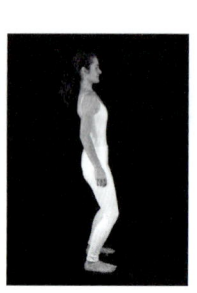

4 Uma vez que você tenha feito as 5 inalações, prenda a respiração até o *Ponto de Saturação* (até que não possa mais reter a respiração e assim sentir que deve expirar).

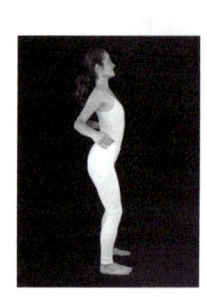

5 Quando atingir o *Ponto de Saturação*, expire consciente e vigorosamente o ar inspirado, de modo firme, acompanhado de um ressonante "Ah".

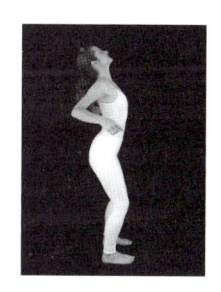

7 Inicialmente, repita 5 vezes. Veja se, com o passar do tempo, pode atingir 100 ou mais repetições.

8 Respirando desse modo, estará levando a FORÇA VITAL para dentro de VOCÊ.

6 No momento da expiração, impulsione a pélvis para a frente, ao mesmo tempo que contrai o abdome e comprime o períneo (a área entre os órgãos genitais e o ânus).

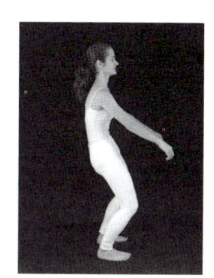

9 Observação: Este exercício respiratório também pode ser realizado deitado. No entanto, você deve manter os joelhos dobrados e os pés sobre o solo. Enquanto estiver inspirando, a parte inferior das costas ficará afastada do solo devido ao arqueamento das costas, para a expansão do tórax. A pressão da parte superior do corpo será exercida na parte superior dos ombros. Durante a expiração, a parte inferior das costas e as nádegas irão entrar em contato com o solo e a pélvis se inclinará para a frente. Ponha uma almofada sob as nádegas se optar por fazer este exercício deitado.

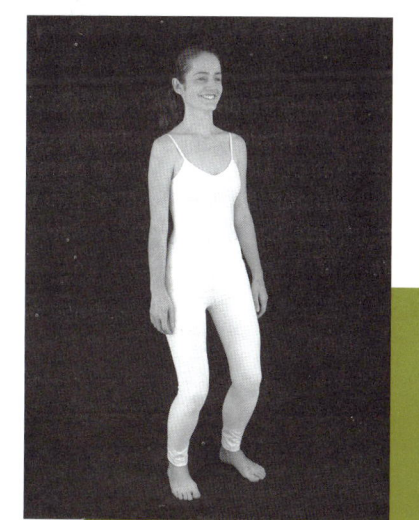

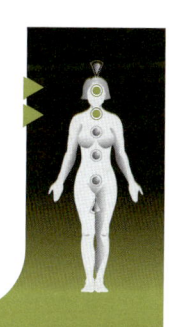

Energia & Consciência *Respirando deste modo, você estará levando uma quantidade maior de oxigênio para o cérebro e para o resto do corpo. É um exercício de expansão. Isso auxilia nosso nível de consciência e a presença no aqui e agora. Com este exercício, energizamos nossos quinto e sexto chakras, que fortalecem a parte inferior do cérebro, os ouvidos e o nariz bem como nosso sistema nervoso.*

1 Fique em pé ou sentado confortavelmente.

2 Abra os braços paralelos ao solo.

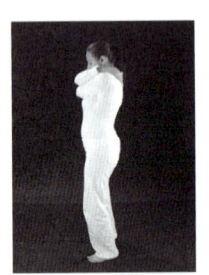

3 Coloque o braço ESQUERDO sobre o DIREITO.

4 Leve a mão ESQUERDA à parte de trás do ombro DIREITO.

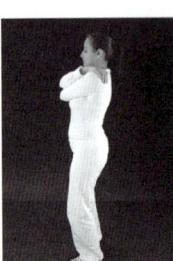

5 Leve a mão DIREITA à parte de trás do ombro ESQUERDO.

6 Respire e deleite-se com o calor do abraço.

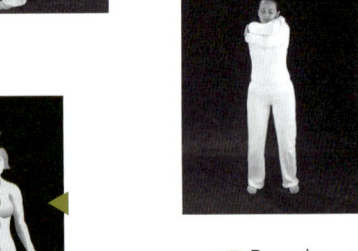

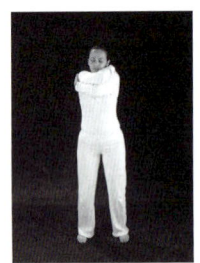

7 Se quiser, pode "enterrar" a cabeça no tórax, para obter uma sensação mais forte de aconchego consigo mesmo.

8 Respire algumas vezes para sua satisfação e estimulação.

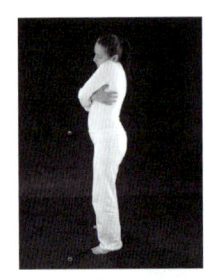

9 Abra lentamente os braços, com as palmas das mãos voltadas para a frente. Respire profundamente algumas vezes.

10 Sinta o prazer da liberdade em seu peito, de sua fortaleza e de sua vulnerabilidade.

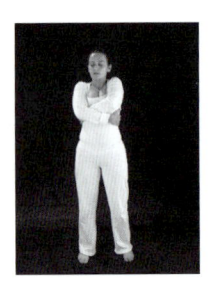

11 Troque os braços que agora irão abraçá-lo.

12 Ponha o braço DIREITO sobre o ESQUERDO.

13 Repita o abraço tantas vezes quantas quiser.

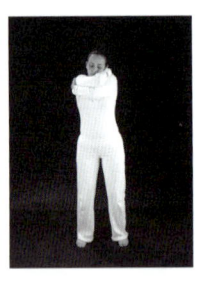

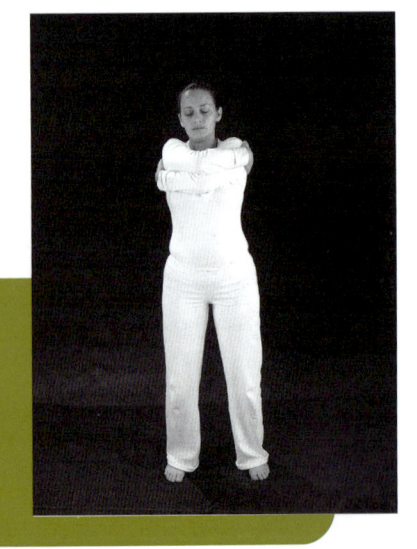

Energia & Consciência *Este "auto-abraço" estimula a abertura e o fortalecimento das escápulas. O chakra do coração das costas está relacionado com a volição, o desejo da pessoa, neste caso a volição do coração, o nosso desejo mais profundo. Nosso chakra do coração da frente relaciona-se com os sentimentos, com o amor. Você pode sentir o amor que tem dentro de si e direcioná-lo para si mesmo e para os outros? Deseja fazê-lo? O que o impede de partilhar mais o seu amor a si mesmo?*

1 Fique em pé com os pés afastados a uma distância confortável, maior do que a largura dos ombros. Pés paralelos um ao outro. Joelhos levemente dobrados. Quadris confortavelmente suportados pelas pernas. O abdome relaxado, como o resto da parte superior do corpo. A cabeça naturalmente voltada para a frente. Braços relaxados de cada lado do corpo. Respire naturalmente.

2 Dobre os braços em um ângulo de 90 graus e feche as mãos em punho.

3 Inicie o exercício e alterne-o lentamente, impulsionando o cotovelo DIREITO e depois o ESQUERDO para trás tanto quanto possível. Para fazer isso, a cintura irá girar.

4 A cada impulso de um cotovelo para trás, emita um ressonante som de "Ah", ou pode preferir dizer "Saia das minhas costas", "Deixe-me em paz", ou qualquer outra frase que tenha sentido para você.

5 Os olhos e a cabeça seguem o cotovelo que está sendo impulsionado para trás.

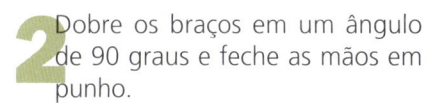
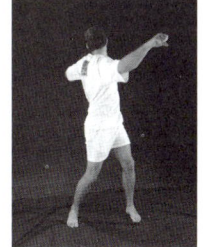
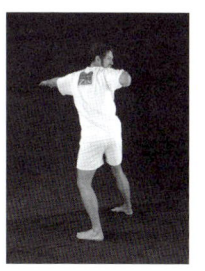
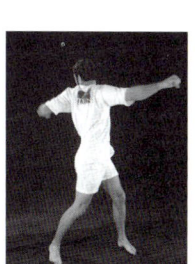
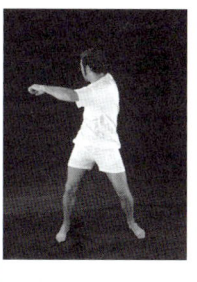

6 Comece devagar e gradualmente vá aumentando a intensidade do impulso, a rotação da cintura e a altura do som.

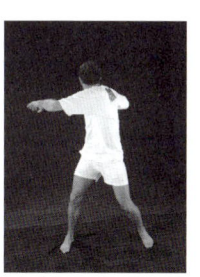

7 Retorne à posição inicial e respire profundamente, deleitando-se com a liberação total da tensão na musculatura, no coração e na mente.

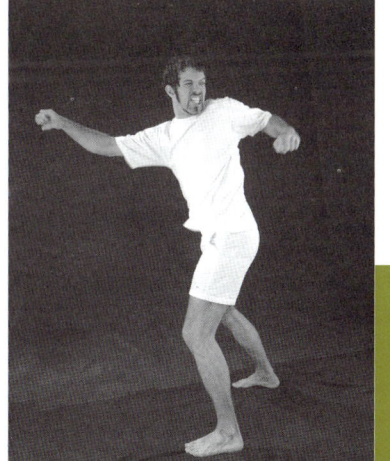
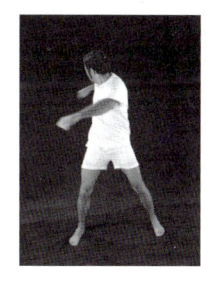
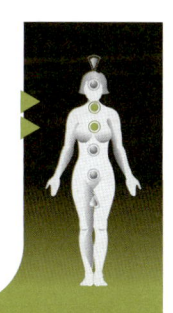

> **Energia & Consciência** *Este exercício estimula a abertura, a desobstrução do tórax, da voz e do diafragma. Uma vez que o centro dos sentimentos está na frente, estamos abrindo ou desobstruindo também este centro. Isso libera as nossas emoções. Tente entrar em contato com seus sentimentos enquanto estiver fazendo este exercício. Quem ou o que queria que o deixasse em paz ou saísse de suas costas? Há alguma coisa da qual você necessita se livrar totalmente em sua vida atual?*

1 Fique em pé, frente a frente com o seu parceiro, com os pés afastados a uma distância confortável.

2 Pés paralelos um ao outro. Joelhos levemente dobrados. Quadris confortavelmente sustentados pelas pernas. O abdome relaxado, como o resto da parte superior do corpo. A cabeça naturalmente voltada para a frente. Braços relaxados em cada lado do corpo.

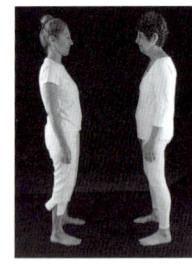

3 Respire normalmente algumas vezes com os olhos fechados.

4 Abra os olhos e olhe para seu parceiro.

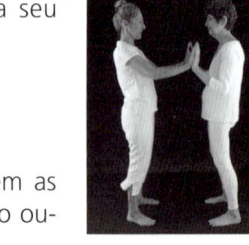

5 Você e seu parceiro mantêm as mãos em contato com as do outro na altura do peito.

6 Cada um olha dentro dos olhos do outro.

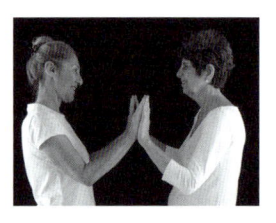

7 Ambos começam a demonstrar raiva e a expressá-la por meio de expressões faciais, sons, palavras e movimentos, mas continuam a manter as mãos firmemente juntas.

8 Faça uma pausa e respire por um breve momento, ainda mantendo o contato energético mão a mão com seu parceiro.

9 Agora ambos os parceiros começam a demonstrar amor e a expressá-lo verbalmente. Mostre ao seu parceiro quem você é realmente, por meio de expressões faciais, sons, palavras e movimentos, mas continuem a manter as mãos firmemente juntas.

10 Continuem a movimentar as mãos e os pés suavemente.

11 Observe. Aceite.

12 Aceite o que está acontecendo dentro de você.

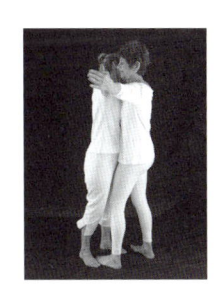

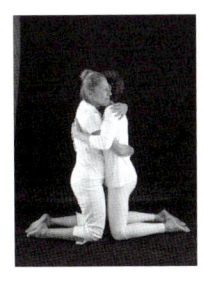

13 Ainda mantendo as mãos juntas com as do seu parceiro, alongue os braços para os lados, paralelamente ao solo, abrindo-os totalmente de forma que o seu peito fique em contato com o peito do parceiro: coração a coração.

14 Respirem. Sintam o coração um do outro.

15 Permaneçam nessa posição receptiva, harmoniosa.

16 Abracem-se.

17 Respirem profundamente.

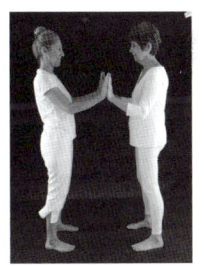

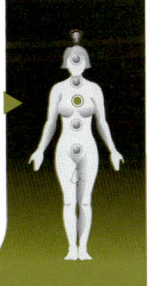

18 Partilhem entre si o que essa experiência representou para cada um dos dois.

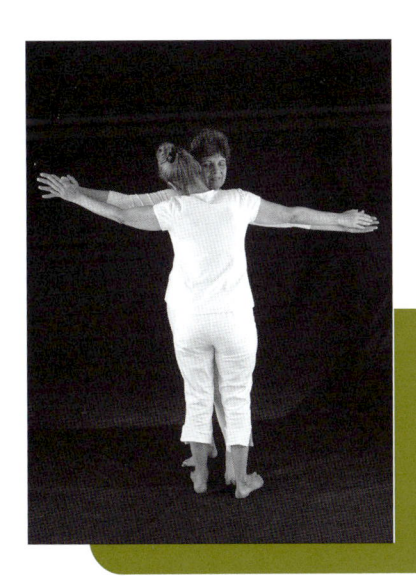

Energia & Consciência *Estamos amaciando e dissipando a cobertura energética protetora de seu coração com este exercício. Sinta a energia desse encontro de corações com o seu parceiro e deleite-se com a sua suavidade. O que a expressão "ser sincero" significa para você? O que é isso? Você age com sinceridade em sua vida cotidiana?*

1 Fique confortavelmente sentado sobre os calcanhares.

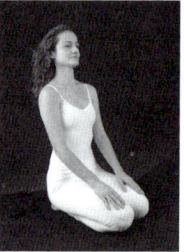

5 Lentamente mova os braços para os lados do corpo e respire.

6 Observe as batidas do seu coração e o ritmo de sua respiração.

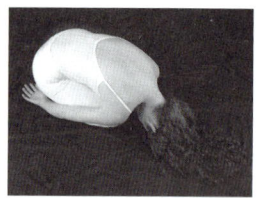

2 Curve lentamente o tronco para a frente a fim de que a testa encoste no chão. (Se não conseguir encostar a testa no chão, ponha um travesseiro ou uma toalha dobrada para apoiar a cabeça.)

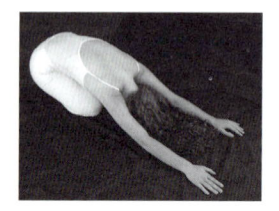

7 Deixe que as batidas do coração ocupe a sua mente e permeie sua respiração e seu corpo.

8 Desfrute este momento.

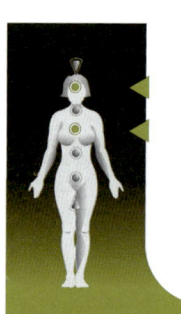

3 Os braços devem ficar estendidos para a frente o máximo possível.

4 Respire profundamente.

9 Ainda mantendo-se com os joelhos dobrados, eleve vagarosamente a parte superior do corpo. Comece com a parte inferior das costas, uma vértebra de cada vez, fazendo com que a cabeça seja a última a se elevar.

Energia & Consciência *O coração e a testa movimentam-se para tocar o chão e se estabilizarem. Ao dirigirmos nossa atenção para o nosso coração e a nossa respiração, o nosso coração pode se tornar ainda mais acessível e nossa respiração pode ficar cada vez mais tranqüila. O coração é o centro de onde provém o amor que sentimos. A testa ou o sexto chakra relaciona-se à maneira como a pessoa vê a realidade, ou como vê o mundo, e como acredita que o mundo a vê. Ao levantar-se, fique consciente de seus sentimentos e da maneira como eles influenciam o que você percebe interior e exteriormente.*

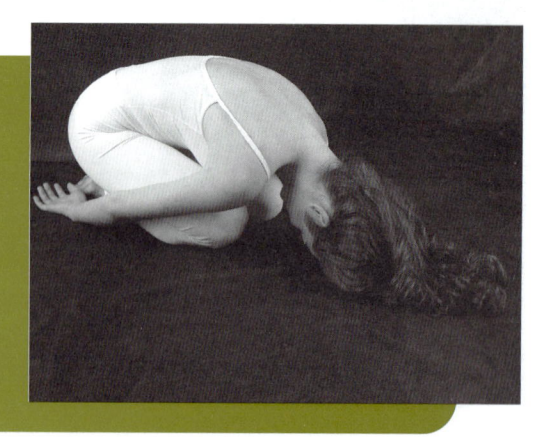

1 Escolha uma posição confortável. Em pé, sentado ou deitado.

2 Fique na posição escolhida por alguns minutos, simplesmente respirando em silêncio com os olhos fechados.

3 Coloque a palma da mão DIREITA voltada para o tórax em cima do coração.

4 Continue a respirar naturalmente, sem contrair o abdome.

5 Concentre sua atenção em seu coração que está abaixo da palma de sua mão DIREITA.

6 Respire e gradualmente assimile o ritmo das batidas de seu coração.

7 Pode sentir as batidas do seu coração? Como são elas?

8 Continue sentindo e observando as batidas do seu coração enquanto respira.

9 Comece a tentar ouvir as batidas do coração. Não se perturbe. É a voz do seu coração.

10 Imite o som com sua voz (seja ele um "tum", "tum", "tum" ou um "pa", "pa", "pa", ou seja qual for o som que você sinta – não há um som correto ou errado das batidas do coração).

11 Tão logo sinta que está em contato permanente com as batidas do seu coração, expresse o seu ritmo em voz alta e com confiança.

12 Abra os olhos e verifique se há uma diferença em si mesmo ao ficar em contato com as batidas de seu coração.

13 Mova-se gradualmente para ficar em pé, caso já não esteja nessa posição.

14 Comece a caminhar, acompanhando o ritmo das batidas de seu coração, ao mesmo tempo em que vocaliza esse ritmo em voz alta.

15 Varie um pouco a intensidade de sua vocalização das batidas do coração. Torne-a gradualmente cada vez mais forte e mais alta e depois gradativamente mais fraca e mais baixa.

16 Fique em pé e observe se pode continuar em contato com as batidas de seu coração, sem vocalizá-las ou sem manter a palma de sua mão DIREITA sobre o coração.

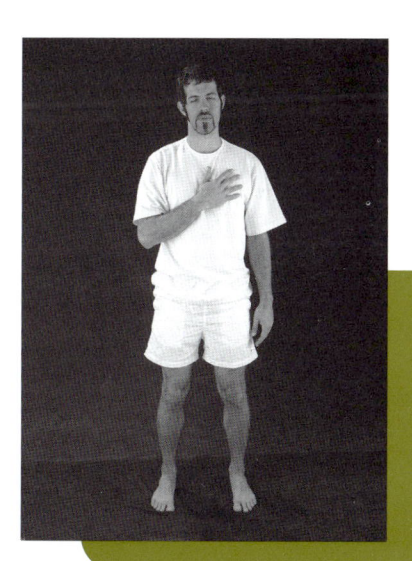

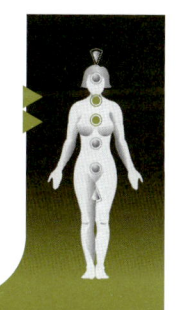

Energia & Consciência *Até que ponto estamos seguros do ritmo de nossa vida, do ritmo de nosso coração? Nosso coração é a materialização da energia de nossa existência neste mundo. Esta é energia que suporta, alimenta e estimula a vida para progredir física, emocional e espiritualmente. Esta é a pulsação que manifesta o seu amor e a sua alegria. Quanto amor e quanta alegria você sente em sua vida? Quanto mais você gostaria de sentir? Você está pronto para recebê-los?*

1 Fique em pé com os pés afastados na largura dos ombros, paralelos um ao outro. Os joelhos levemente dobrados. Os quadris confortavelmente suportados pelas pernas. O abdome relaxado, da mesma forma que o resto da parte superior do corpo. A cabeça voltada naturalmente para a frente. Os braços relaxados em cada lado do corpo.

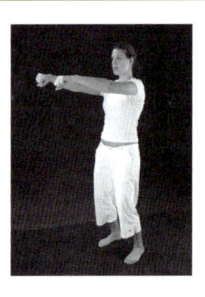

2 Respire profundamente algumas vezes.

3 Relaxe os ombros. Estenda ambos os braços para a frente. Mãos em punho.

4 Mova os cotovelos para trás, tentando fazer com que eles toquem um no outro.

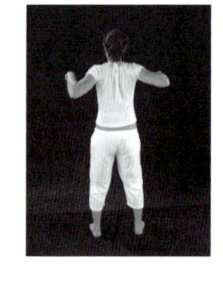

5 Mantenha os cotovelos pressionados para trás, contando até 10.

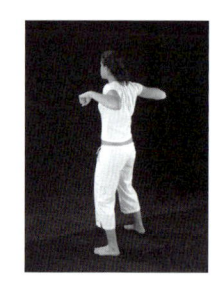

6 Retenha a respiração enquanto faz a contagem.

7 Solte a respiração ao mesmo tempo que traz os cotovelos para a frente, a fim de deixá-los parados nas laterais do corpo.

8 Volte à posição inicial.

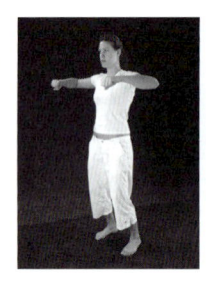 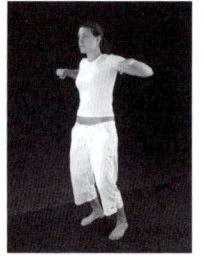

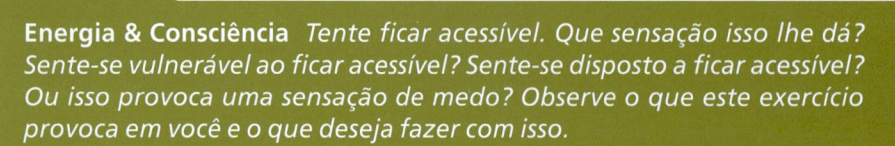

9 Repita o exercício algumas vezes e observe como a sua capacidade de manter seu peito aberto por períodos mais longos aumenta cada vez que o repete.

Energia & Consciência *Tente ficar acessível. Que sensação isso lhe dá? Sente-se vulnerável ao ficar acessível? Sente-se disposto a ficar acessível? Ou isso provoca uma sensação de medo? Observe o que este exercício provoca em você e o que deseja fazer com isso.*

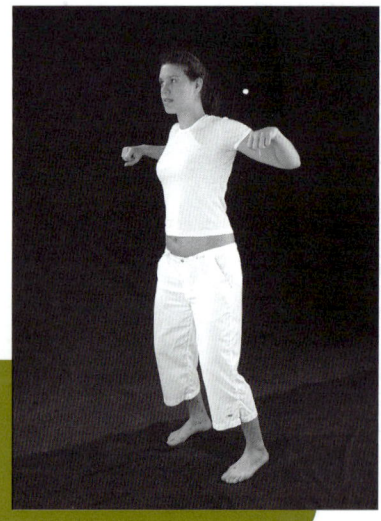

1 Fique em pé ou sentado confortavelmente.

2 Coloque as mãos sobre cada lado da caixa torácica.

3 Respire a partir do abdome, preenchendo *O Trajeto da Respiração* com o ar inspirado.

4 Observe por meio do contato o ritmo, a compressão e a expansão de sua caixa torácica.

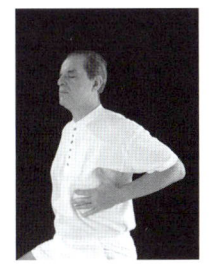
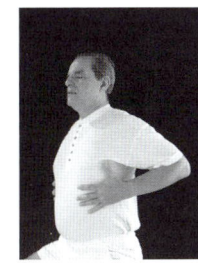

5 Intensifique gradualmente a respiração, exalando pela boca com um profundo suspiro acompanhado de um "Ah".

6 À medida que a caixa torácica se expande com a inspiração, suas mãos acompanham a expansão.

7 À medida que a caixa torácica se contrai com a expiração, suas mãos a comprimem, auxiliando na expiração.

8 Repita este exercício tantas vezes quantas quiser.

9 Relaxe e desfrute a sensação de satisfação e plenitude.

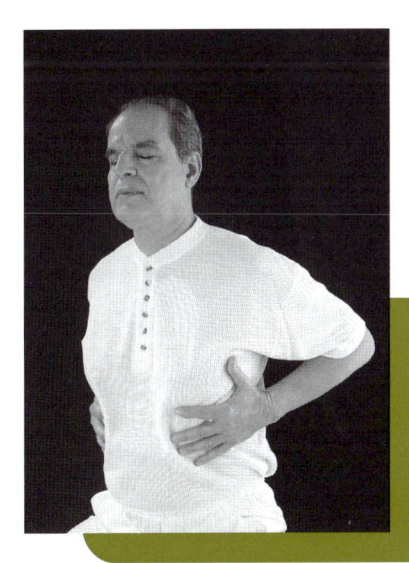

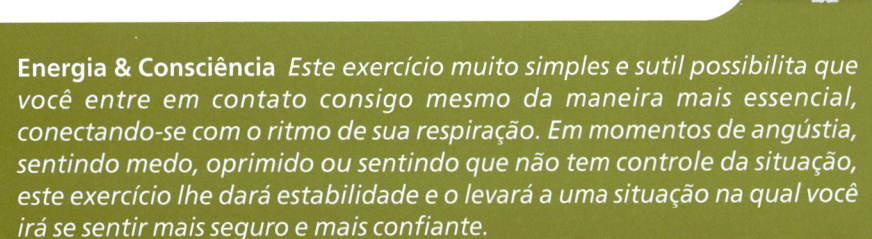

Energia & Consciência *Este exercício muito simples e sutil possibilita que você entre em contato consigo mesmo da maneira mais essencial, conectando-se com o ritmo de sua respiração. Em momentos de angústia, sentindo medo, oprimido ou sentindo que não tem controle da situação, este exercício lhe dará estabilidade e o levará a uma situação na qual você irá se sentir mais seguro e mais confiante.*

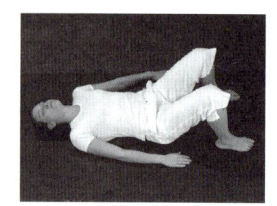

1 Deitado de costas confortavelmente, com os joelhos dobrados, pés paralelos um ao outro apoiados no chão. A parte inferior das costas em contato com o chão. O abdome relaxado, bem como o resto da parte superior do corpo. A cabeça naturalmente voltada para o teto. O pescoço relaxado. Os braços relaxados de cada lado do corpo. Respire naturalmente.

4 À medida que continua a inspirar, deixe que o ar *encha* e *expanda* visivelmente o seu abdome, a região do diafragma, o peito e a parte inferior do pescoço – o que nós chamamos de *O Trajeto da Respiração*.

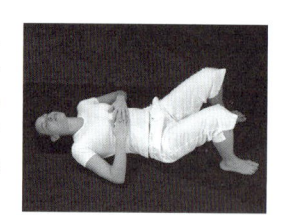

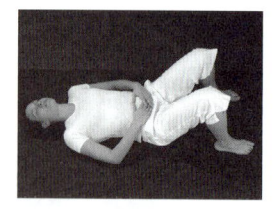

2 Coloque suavemente ambas as palmas das mãos sobre o baixo-ventre, perto da região pélvica.

5 As duas palmas das mãos seguem *O Trajeto da Respiração* enquanto você inspira e expande as áreas com o ar inspirado.

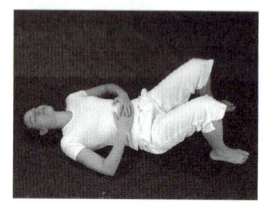

3 Enquanto respira profundamente a partir do abdome, deixe que este se eleve ao inspirar.

6 Quando o ar inspirado estiver provocando a expansão e as palmas de suas mãos tiverem chegado abaixo do pescoço, mantenha-as naquele lugar durante um breve segundo e respire.

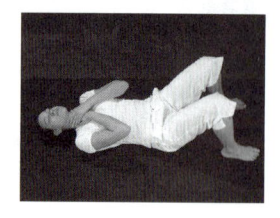

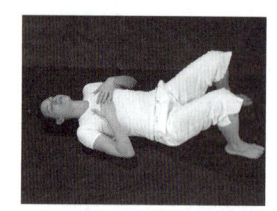

7 Agora expire lentamente pela boca, ao mesmo tempo que emite um prolongado "Ah", à medida que relaxa gradualmente o tórax, o diafragma e o abdome (nesta ordem).

8 Durante a expiração, as palmas de suas mãos retornam pelo *Trajeto da Respiração*, partindo do pescoço para baixo, até novamente chegarem e ficarem apoiadas sobre o baixo-ventre. Você realizou então uma respiração completa.

9 Este é um exercício contínuo, uma vez que as palmas das mãos seguem a inspiração e a expiração do ar do nosso corpo.

10 Mantenha o agradável ritmo da respiração inicial, durante quatro respirações completas.

11 Observação: Sugerimos que este exercício seja realizado com os olhos fechados. Isso irá encorajá-lo a aumentar a profundidade da percepção de sua respiração percorrendo *O Trajeto da Respiração*.

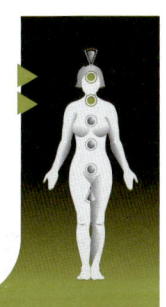

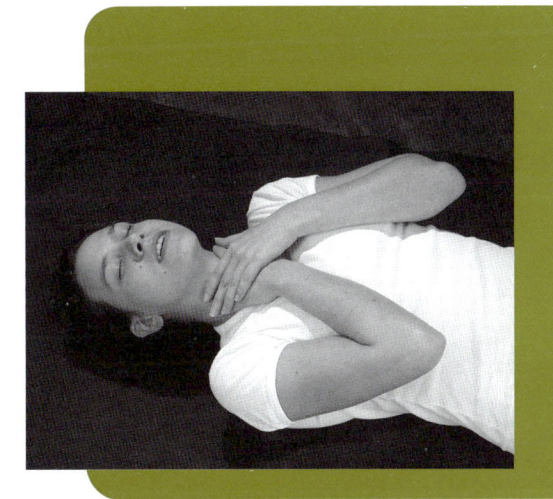

Energia & Consciência *Este é mais um movimento do que um exercício. Ele envolve prestar atenção ao nosso corpo e à nossa respiração. Como o nosso corpo reage quando absorve o ar e quando o libera? É muito semelhante a quando damos e quando recebemos, e damos novamente e recebemos novamente. Isso também pode fazer com que a pessoa lembre o fluxo e o refluxo das ondas na praia. Que tipos de coisas fluem e refluem em sua vida? Que tipos de pensamentos e sensações? O movimento de dar e receber pode insinuar uma suave sensação de confiança, como "Posso confiar em que irei receber e que também posso dar". Pode parecer estranho que a respiração nos nutre? A respiração consciente pode aumentar a qualidade bem como a quantidade de nossa energia.*

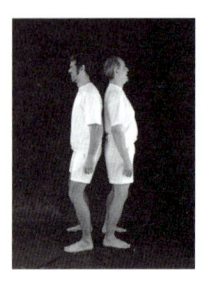 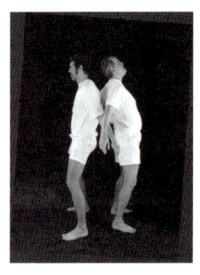 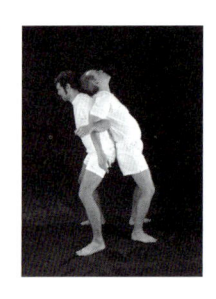 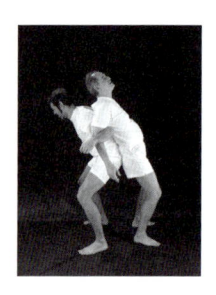 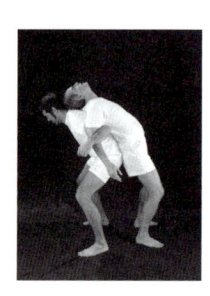 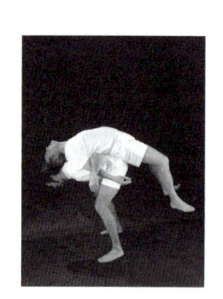

1 Fique em pé, com as costas em contato com as costas do parceiro, pés afastados a uma distância confortável.

2 Os pés paralelos um ao outro. Os joelhos levemente dobrados. Os quadris confortavelmente suportados pelas pernas. O abdome relaxado, da mesma forma que o resto da parte superior do corpo. A cabeça naturalmente voltada para a frente. Os braços relaxados em cada lado do corpo.

3 Respire naturalmente algumas vezes.

4 Escolham quem fará primeiro o alongamento das costas. A pessoa escolhida será o PARCEIRO A. A outra será o PARCEIRO B.

5 O PARCEIRO B irá auxiliar o alongamento das costas do PARCEIRO A.

6 Quando os dois parceiros estiverem prontos entrelaçam os cotovelos.

7 O PARCEIRO B deverá manter as pernas curvadas e os pés paralelos um ao outro enquanto respira naturalmente durante todo o *Alongamento das Costas*.

8 O PARCEIRO B curva-se para a frente enquanto ergue lentamente o PARCEIRO A para suas costas, alongando assim as costas do PARCEIRO A.

9 O PARCEIRO A deve entregar-se ao alongamento, relaxando o abdome, o pescoço, a parte inferior das costas e as pernas, enquanto deixa que a respiração ocorra sem esforço.

10 O PARCEIRO B, que está servindo de apoio para o corpo do PARCEIRO A, deve assegurar-se de que as nádegas do PARCEIRO A estão em cima de suas costas, para que ocorra um alongamento mais intenso e seguro.

11 Ambos os parceiros permanecem nessa posição de alongamento por tanto tempo quanto o PARCEIRO A suportar.

12 Tão logo o PARCEIRO A avise ao PARCEIRO B que o alongamento terminou, o PARCEIRO B irá elevar gradualmente o torso, enquanto mantém os joelhos dobrados, para que os pés do PARCEIRO A atinjam o solo e ele volte a ficar em pé.

13 Com as costas de encontro às do outro, os dois parceiros fazem algumas respirações profundas.

14 O PARCEIRO A pode desejar dobrar a parte superior do corpo para a frente a fim de estirar os músculos das costas depois desse intenso alongamento.

15 Respire.

16 Repita o mesmo exercício, porém, dessa vez, com o PARCEIRO B fazendo o alongamento das costas e o PARCEIRO A o auxiliando.

17 Observação: É importante que os parceiros sejam mais ou menos do mesmo tamanho para realizarem este exercício. Lembro-me de que, na primeira vez que o fiz (e é mais fácil do que parece), tive uma sensação de força, ao verificar que podia suportar o peso de outra pessoa dessa maneira.

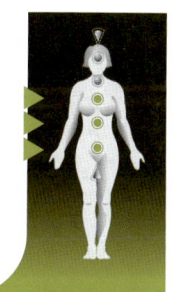

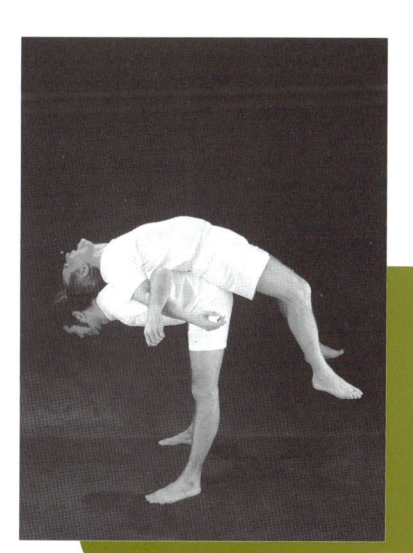

Energia & Consciência *Sendo ativados, os chakras das costas se abrem. Esses chakras relacionam-se com a nossa vontade. Os chakras da frente do diafragma e do coração também se abrem. Isso requer a vontade do coração, o desejo íntimo para confiar e entregar-se a outra pessoa, para fazer este exercício, e também para ter uma sensação de aventura. Quantas vezes você sente-se confiante e deseja manter sempre o controle de tudo em sua vida? Que áreas de sua vida você deseja estender um pouco mais, ultrapassando a zona de conforto, tanto pessoal como profissionalmente?*

1 Respire profundamente algumas vezes.

2 Fique em pé, com as costas em contato com as de um parceiro; mantenha os joelhos levemente dobrados.

3 Comece a esfregar-se suavemente, de um lado para outro, de encontro às costas do parceiro, fazendo pressão sobre elas, de forma que os quadris e nádegas, a parte inferior das costas, a cintura e depois os ombros, o pescoço e a cabeça, reciprocamente massageiem-se.

4 Sorria, respire e deleite-se com o contato e as sensações que surgirem.

5 Relaxe, estabeleça um dar e receber com o seu parceiro. O que isso lhe parece?

6 Observe o próprio corpo e a presença do corpo e da energia de seu parceiro. Observe onde você começa e termina, onde você e seu parceiro partilham um espaço comum e onde o seu parceiro está.

7 Volte a observar a sua energia e o seu corpo. Respire.

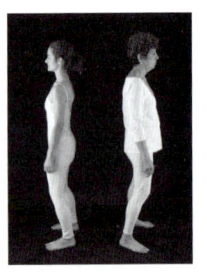

8 Agora, cada um dá um passo à frente. Perceba se pode manter contato com seu parceiro à medida que aos poucos se afastam fisicamente.

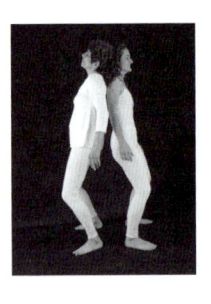
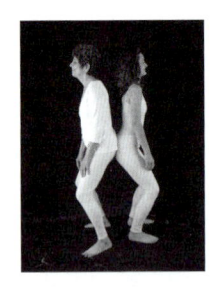

9 Você pode manter-se em contato com sua energia bem como com a do seu parceiro ou perdeu esse contato?

10 Dê outro passo à frente. Mental e energeticamente, cheque sua conexão com o parceiro.

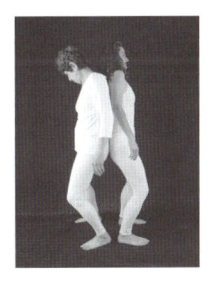

11 Volte-se para ficar frente a frente com o seu parceiro. Olhe nos olhos dele.

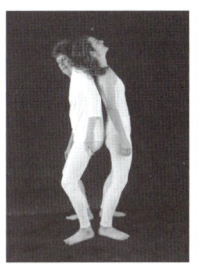 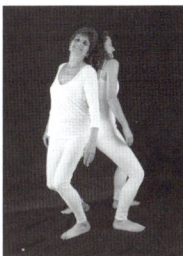 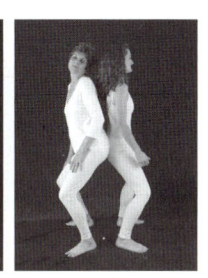

12 Dê um passo em direção ao seu parceiro ao mesmo tempo em que olha nos seus olhos. Como você se sente?

13 Partilhem mutuamente as suas sensações e impressões.

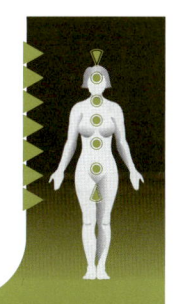

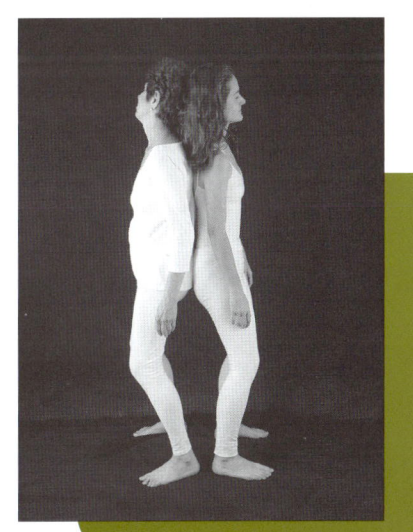

Energia & Consciência *Este exercício gera diversas sensações. Uma delas é a experiência de dar e receber mutuamente, quase ao mesmo tempo. Ou seja, de estar totalmente envolvido um com o outro. Você gosta disso? É fácil dar, mas não receber, ou ao contrário, é mais fácil receber, porém mais difícil dar? Você estava brincando ou sério durante o exercício? Estamos trabalhando com os nossos centros de emoções. Como isso o afetou? Para você, o contato significa que deve estar tocando fisicamente ou ainda sente o contato quando se afasta? Sente-se vulnerável nesta ocasião? Este é um exercício que gostaria de tentar novamente?*

1 Fique em pé confortavelmente, com as pernas levemente dobradas.

2 Braços abertos estendidos para os lados, paralelos ao chão.

3 Enquanto respira profundamente, gire seu torso para a DIREITA tanto quanto possível.

4 Os braços permanecem paralelos ao chão, os olhos e a cabeça acompanham a rotação.

5 Faça uma pausa ao atingir o máximo da rotação.

6 Respire profundamente algumas vezes.

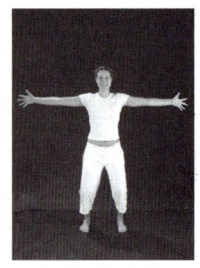 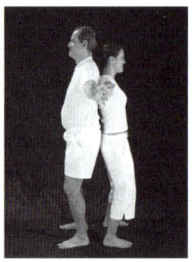

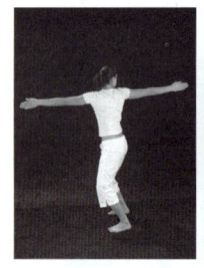 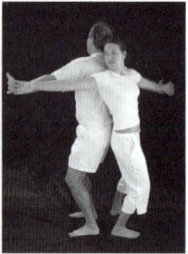

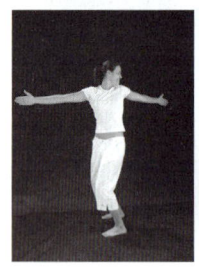 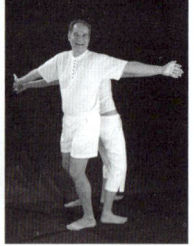

10 Observe se a sua rotação inicial aumenta enquanto repete o exercício.

11 Observação: Este exercício também pode ser feito em duplas. Neste caso, os parceiros ficam de costas um para o outro, os braços estendidos paralelos ao chão, de mãos dadas. Eles escolhem o lado para o qual farão a primeira rotação. Param, respiram. Depois mudam de lado. É importante estar seguro dos limites físicos, seus e do parceiro, e levá-los em consideração quando fizerem o exercício em parceria.

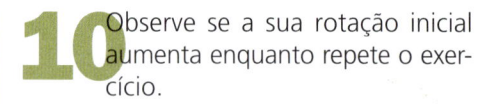

7 Gradualmente, volte a ficar voltado para a frente. Os braços continuam estendidos.

8 Repita a rotação para o lado ESQUERDO.

9 Comece lentamente e aumente a velocidade e a intensidade tanto quanto você acha que pode fazê-lo.

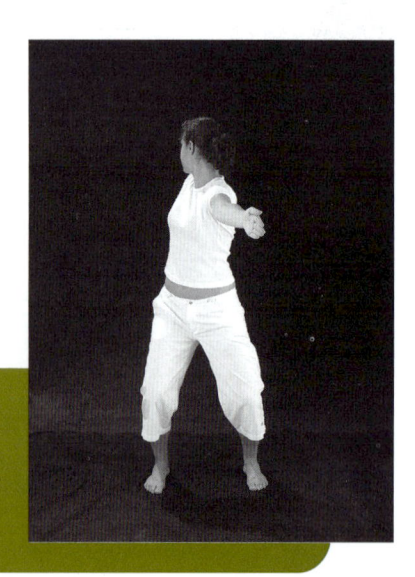

Energia & Consciência *Este exercício de rotação abre a região do sacro e, além disso, o segundo chakra. Isso pode fazer maravilhas para as pessoas que sofrem de dores na parte inferior das costas, que geralmente ocorrem por causa do stress e da inabilidade para relaxar aquela região. O fato de ser teimoso também pode aumentar as dores na parte inferior das costas de algumas pessoas.*

5. Braços e Ombros

É com a parte superior de nosso corpo que fazemos contato com os outros. Sem nossos braços, mãos e dedos o contato é mais difícil. Com nossos braços podemos tocar outras pessoas e nos elevarmos para o Divino. Seus ombros são saudáveis e fortes? Seu corpo se verga para a frente ou é ereto? Utilizamos nossas mãos para fazer gestos, para explorar a nós mesmos. Você está consciente da parte superior de seu corpo e como ela está? Estes exercícios aumentam a sua conscientização da dificuldade ou da facilidade que você pode ter para tocar os outros, bem como para aceitar a ajuda dos outros. À medida que você se movimenta, fazendo estes exercícios, sua capacidade e sua conscientização do princípio de dar e receber e do que é necessário para fazer com que isso aconteça aumentam.

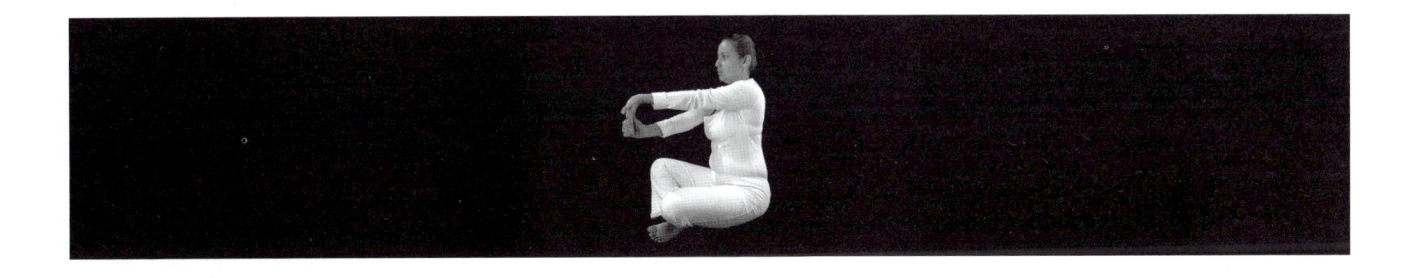

DEDOS E BRAÇOS
ALONGAMENTO DOS DEDOS, DO PULSO E DO TENDÃO
MINHA NECESSIDADE, SUA NECESSIDADE
LUTA DE BOXE
MÃOS
ALONGAMENTO DO OMBRO ATÉ A ORELHA
DE MÃOS DADAS
MÃOS QUE CURAM
BRAÇOS E COSTAS
ALONGAMENTO TOTAL DOS BRAÇOS
SEDIMENTANDO O SEU DESEJO
MANTENDO DISTÂNCIA

1 Fique em pé ou sentado confortavelmente. O abdome relaxado bem como o resto da parte superior do corpo. A cabeça naturalmente voltada para a frente. Os braços relaxados em cada lado do corpo.

2 Relaxe os ombros. Respire profundamente algumas vezes.

3 Coloque os braços estendidos paralelos ao chão.

4 As palmas das mãos voltadas para cima.

5 Dobre os dedos, um de cada vez, em direção ao centro da palma da mão. Comece com o dedo mínimo e termine com o polegar.

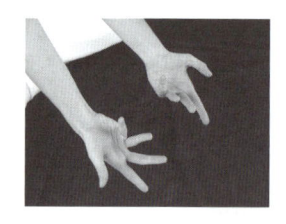

6 Trabalhe simultaneamente com o mesmo dedo de ambas as mãos.

7 A cada dedo dobrado, inspire.

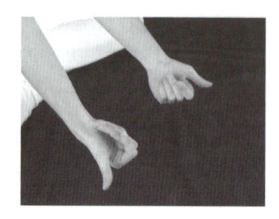

8 Expire somente no final, quando todos os 10 dedos estiverem dobrados, e os punhos cerrados.

9 Repita a seqüência duas vezes.

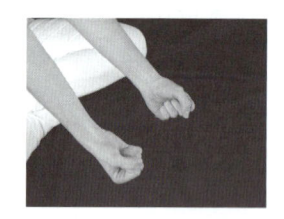

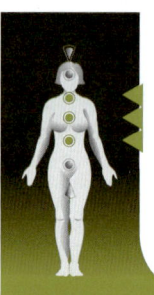

10 Relaxe os braços.

11 Respire profundamente algumas vezes.

Energia & Consciência *Esta é a parte do nosso corpo, a parte superior, que contém nosso terceiro, quarto e quinto chakras. Usamos nossos braços para tocar e nos comunicar com os outros. Utilizamos a parte superior do tronco para tocar e nos conectar com os outros. O exercício de braços estendidos em uma posição horizontal nos abre para o mundo. Se o fizermos e olharmos para o alto, nos abrimos para os céus, para as estrelas, até mesmo para o Divino.*

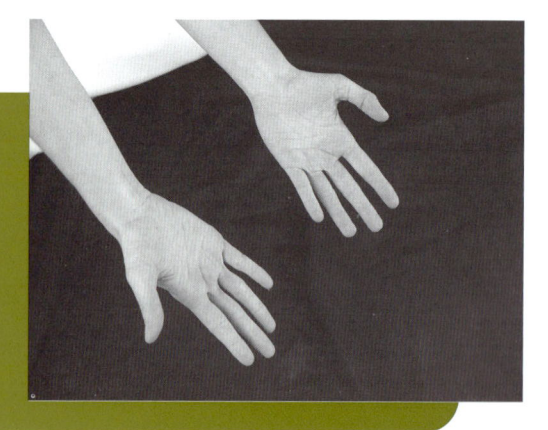

1 Fique em pé ou sentado confortavelmente.

2 Respire profundamente 3 ou 4 vezes.

3 Estire os braços para a frente do corpo, paralelos ao chão.

4 Mãos espalmadas, palmas voltadas para fora, para longe do corpo. Os dedos apontando para o teto.

5 A mão ESQUERDA pressiona os dedos da mão DIREITA para trás, em direção ao pulso da mão DIREITA.

6 Respire profundamente, expirando com um suspiro com o som de "Ah".

7 Libere a pressão.

8 Agora gire a mão DIREITA, para que a sua palma continue voltada para fora, com os dedos apontando para o chão.

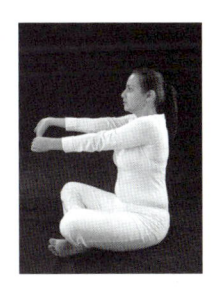

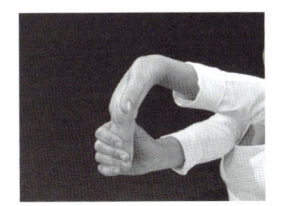

9 A mão ESQUERDA puxa os dedos da mão DIREITA em direção ao pulso da mão DIREITA.

10 Respire profundamente, expirando com um suspiro, emitindo um som de "Ah".

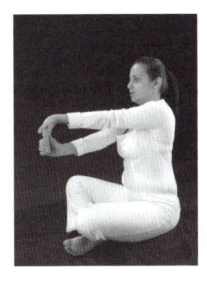

11 Libere a pressão.

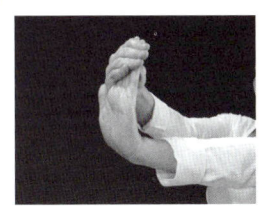

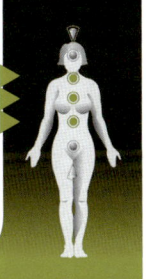

12 Repita o *Alongamento dos Dedos, do Pulso e do Tendão* para a mão ESQUERDA.

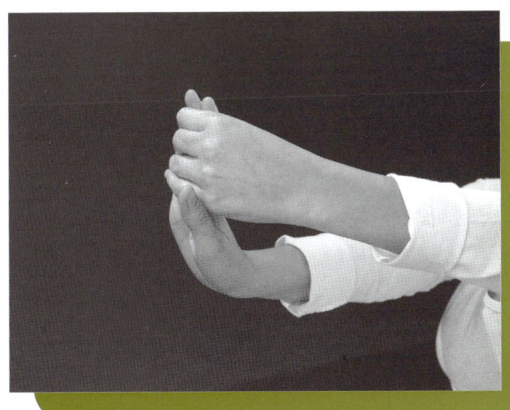

Energia & Consciência *Este alongamento torna acessíveis a energia e as linhas de acupuntura. Nossos dedos e pulsos giram e também se deslocam de um lado para outro. Em espanhol a tradução de pulso é muñeca, palavra que também significa boneca ou marionete. Imagino que isso ocorre porque o pulso pode se movimentar em várias direções, da mesma forma que a marionete se movimenta. O pulso pode variar de posição. Os dedos, quando utilizados como um todo, de certa forma permitem nos expressarmos por meio da pintura, da música e da palavra escrita. Nossas mãos são um importante instrumento para a comunicação com o mundo.*

1 Fique em pé confortavelmente em frente de seu parceiro e respire profundamente 3 vezes.

2 Escolham quem fará primeiro o exercício. A pessoa escolhida será o PARCEIRO A. A outra será o PARCEIRO B.

3 O PARCEIRO A fica em pé diante do PARCEIRO B a uma certa distância, de forma que a mão do braço estirado do PARCEIRO A não possa tocar a mão do PARCEIRO B.

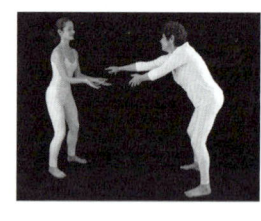

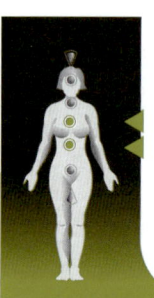

4 O PARCEIRO A estende a mão ESQUERDA para tentar tocar a mão do PARCEIRO B, enquanto a outra mão fica atrás das costas. O objetivo disso é fazer com que o PARCEIRO A sinta realmente o alongamento. À medida que se alonga, ele pode adiantar uma perna, apoiar-se no chão ou fazer o que for necessário enquanto tenta alcançar a mão do PARCEIRO B, alongando seus ombros, braços e mãos.

5 O PARCEIRO A fica com a mão e o braço ESQUERDOS estirados, fazendo assim com que o ombro se alongue ainda mais.

6 Nesse ínterim, o PARCEIRO B permanece em pé, oferecendo suas mãos ao PARCEIRO A, ao mesmo tempo em que pergunta: "O que você deseja realmente? Do que você necessita realmente?"

7 O PARCEIRO A continua a se alongar até alcançar a mão do PARCEIRO B.

8 O PARCEIRO A relata ao PARCEIRO B, ainda mantendo a posição e em voz alta, o que está tentando conseguir na sua vida (amor, apoio, ajuda, atenção, emprego, etc.).

9 Repita o exercício, agora com o PARCEIRO B tentando alcançar a mão do PARCEIRO A.

10 Quando ambos os parceiros tiverem completado o exercício, aproveitem a ocasião para partilhar mutuamente o que possa ter acontecido.

Energia & Consciência *Conseguir satisfazer nossas necessidades geralmente é difícil ou até impossível para algumas pessoas. Para fazer isso, é necessário termos realmente um certo nível de confiança em que nossas necessidades serão satisfeitas. Se tivermos aprendido, quando crianças, que nossas necessidades não serão satisfeitas, é difícil, como adultos, consegui-lo. Você é uma pessoa que tem dificuldade para conseguir o que quer, ou isso é fácil para você? Se este for o caso, como é que você pode conseguir ainda mais do que você já tem, tanto para si próprio como para os outros?*

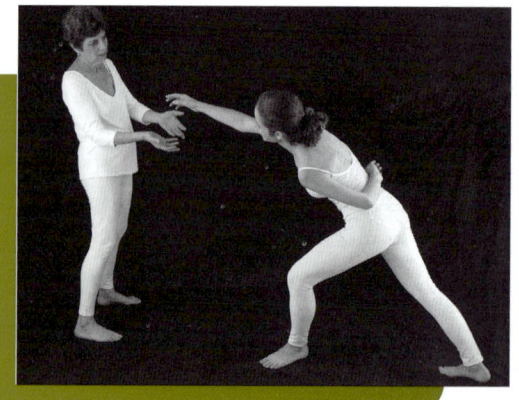

Braços e Ombros

1 Fique em pé confortavelmente, com a cabeça voltada para a frente.

2 Respire profundamente 3 vezes.

3 Coloque as mãos na posição de um lutador de boxe.

4 Comece dando um soco para a frente com o braço DIREITO.

5 Alterne os socos para a frente com os braços DIREITO e ESQUERDO.

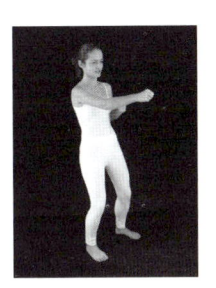 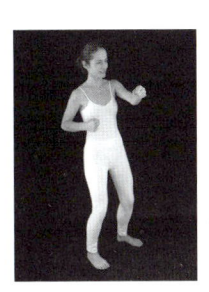

6 A cada soco, expire, emitindo em voz alta um som correspondente de "Ah".

7 Dê tantos socos quanto puder ou achar necessário.

8 Se quiser, pense na situação para a qual gostaria de direcionar a energia dos socos.

9 Observação: A intenção da pessoa, ao fazer este exercício, é *direcionar* sua energia para fora e perceber a quantidade da força que possui quando está concentrada na energia e na ação.

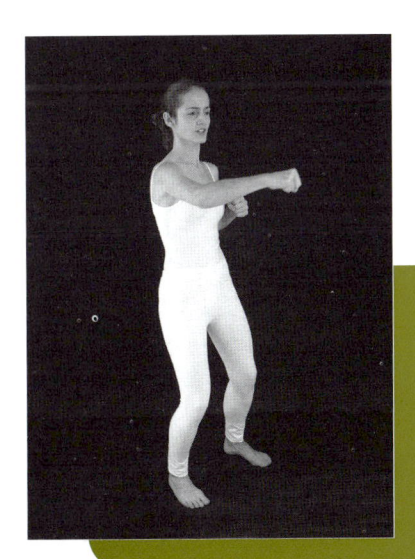

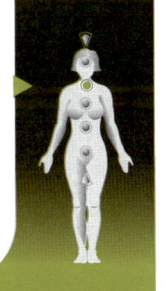

Energia & Consciência *Faz bem direcionar a energia para fora. Isso acontece com você? Este exercício afeta o quarto chakra das costas, da mesma forma que o quinto chakra, quando se inclui a voz. Isso tem a ver com o seu desejo e com a busca do que se quer. Isso é fácil para você? Com que clareza você relata e procura o que deseja, sem qualquer subterfúgio ou depreciação do que o seu objetivo significa para você?*

1 Fique em pé ou sentado confortavelmente.

2 Respire profundamente 3 ou 4 vezes.

3 Feche os dedos cerrando os punhos e pressione-os com tanta força quanto puder.

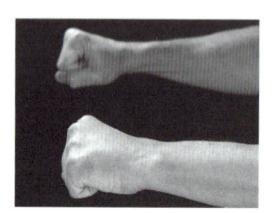

4 Mantenha os punhos cerrados e conte até 10.

5 Relaxe-os rapidamente.

6 Quando relaxar os punhos cerrados, abra as mãos totalmente, com os dedos estirados e afastados.

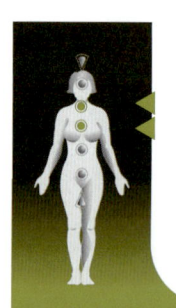

7 Cerre as mãos em punho, uma de cada vez ou ambas simultaneamente.

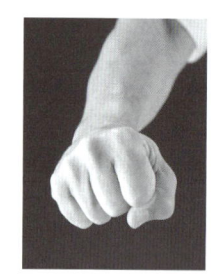

8 Repita tantas vezes quantas quiser.

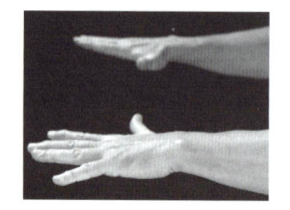

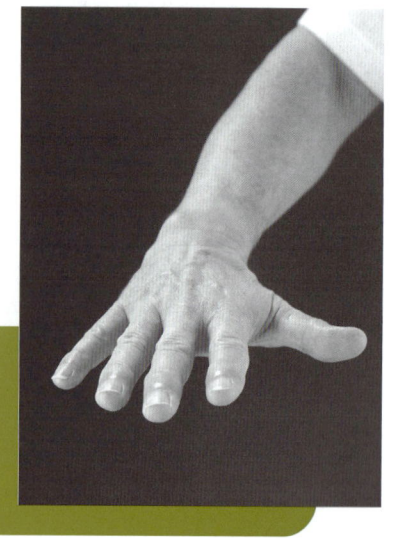

Energia & Consciência *Energeticamente, temos vários chakras menores nas palmas de nossas mãos. Para um terapeuta, a energia que cura é transmitida principalmente através das mãos. Você já notou que quando se machuca, se arranha ou se corta, coloca imediatamente a mão sobre o ferimento? Instintivamente sabemos que todos nós temos o poder de curar.*

1 Fique em pé com os pés afastados na largura dos ombros, paralelos um ao outro. Os joelhos levemente dobrados. Os quadris confortavelmente suportados pelas pernas. O abdome relaxado, como o resto da parte superior do corpo. A cabeça voltada naturalmente para a frente. Os braços relaxados de cada lado do corpo.

2 Relaxe os ombros.

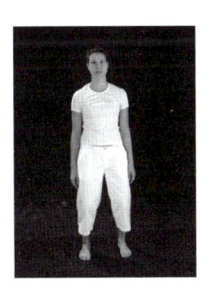

3 Respire profundamente e prenda a respiração.

4 Eleve ambos os ombros em direção às suas orelhas.

5 Mantenha os ombros na altura das orelhas.

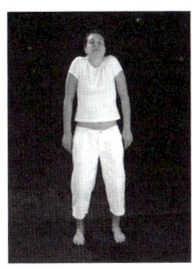

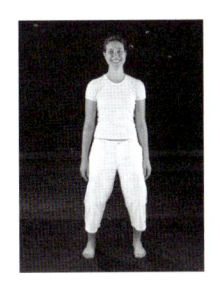

6 Vigorosamente, abaixe os ombros, emitindo um som de "Ah" de alívio.

7 Repita o exercício tantas vezes quantas forem necessárias para liberar a tensão dos ombros.

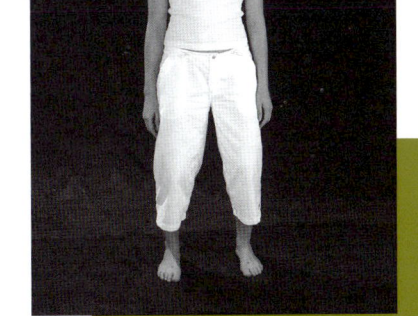

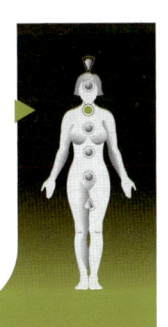

Energia & Consciência *Este exercício, que é muito conhecido, gera energia para toda a parte superior do corpo. Ao mesmo tempo, observe se seus pés estão plantados no chão para estabilizar o exercício. Ao emitir o som de "Ah", você pode relaxar e sentir alívio. Isso é simples.*

1 Fique em pé com os pés afastados na largura dos ombros, paralelos um ao outro. Os joelhos levemente dobrados. Os quadris confortavelmente suportados pelas pernas. O abdome relaxado, da mesma forma que o resto da parte superior do corpo. A cabeça naturalmente voltada para a frente. Os braços relaxados em cada lado do corpo.

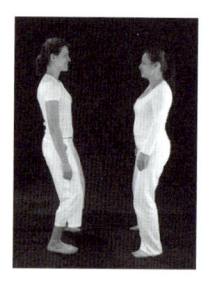 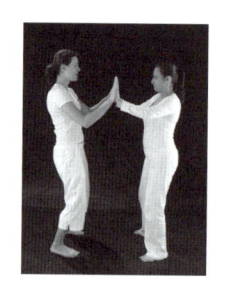 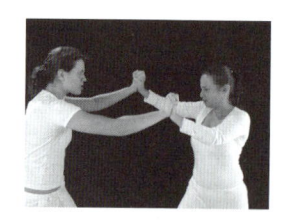

2 Relaxe os ombros.

3 Respire profundamente algumas vezes.

4 Escolha um parceiro.

5 Fique em pé de frente para seu parceiro.

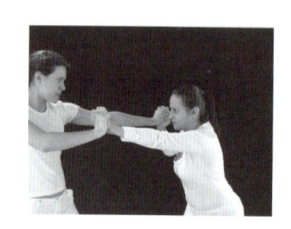

6 Você e seu parceiro colocam as mãos voltadas para as do outro, tocando-se mutuamente na altura do peito.

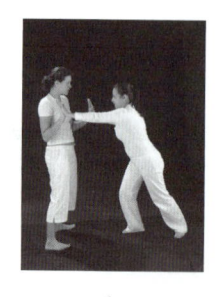

7 Olhem-se nos olhos um do outro.

8 Cada um começa a empurrar as palmas das mãos contra as palmas das mãos do outro. *(Dependendo da intensidade que vocês empregam neste exercício, talvez queiram entrelaçar os dedos para manter um maior contato com o parceiro.)*

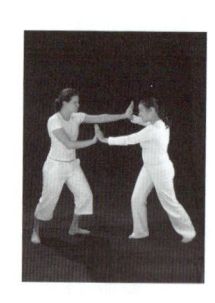

9 Enquanto empurra as mãos de seu parceiro, você pode tentar dizer: "Não", "Sou livre para fazer o que quero", "Será da maneira que eu quiser", "Você não pode impedir que eu faça isso", "Eu vou vencer", "Saia do meu caminho". Fique à vontade para escolher as palavras para incorporar a este exercício.

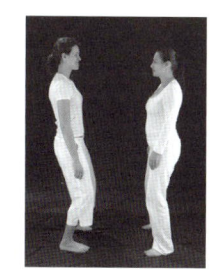

10 Tão logo haja uma sensação de satisfação por parte de ambos os parceiros, voltem lentamente à posição inicial com as mãos ainda entrelaçadas e olhos fechados.

11 Respirem profundamente 4 vezes.

12 Aproveitem a ocasião para partilhar o que sentiram durante o exercício.

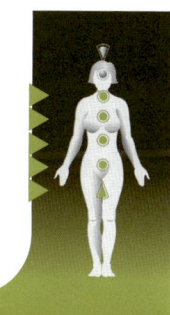

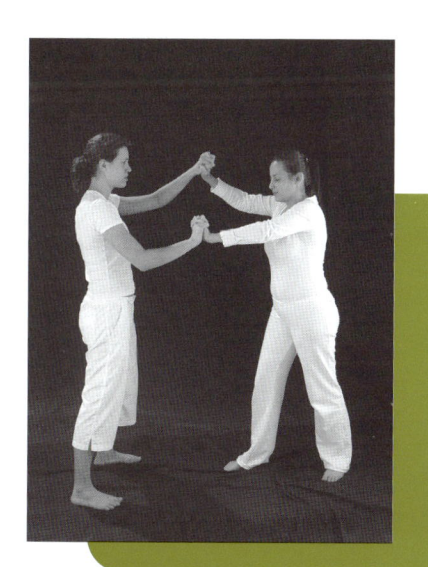

Energia & Consciência *Este simples exercício torna claro o que às vezes sentimos, mas temos medo de dizer para outra pessoa. Temos o ser inferior, o lado fraco de nossa personalidade que deseja obter não importa o que seja, ou que deseja receber algo especial para nós mesmos, embora não queiramos dar isso aos outros. Dizemos que é correto expressarmos esses sentimentos dessa maneira no meio deste exercício. Não faz bem à nossa saúde termos sentimentos que constantemente procuramos reprimir. Também não nos sentimos honestos quando sabemos que temos sentimentos não manifestados. Eles podem nos fazer sentir culpados, se já tivermos tido e não revelado uma preocupação.*

1 Fique em pé ou sentado em uma posição confortável.

2 Respire profundamente 3 ou 4 vezes.

3 Esfregue as palmas das mãos uma na outra até que estejam bem aquecidas ou mesmo quentes.

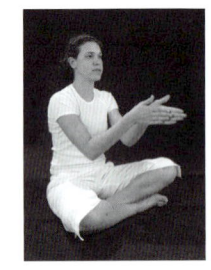

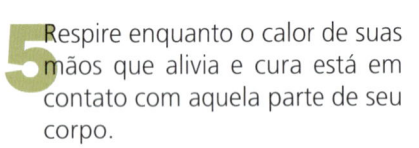

4 Coloque suas mãos no rosto, ou em qualquer outra parte de seu corpo.

5 Respire enquanto o calor de suas mãos que alivia e cura está em contato com aquela parte de seu corpo.

6 Tão logo o calor tenha se transferido para a região escolhida, esfregue novamente as palmas das mãos.

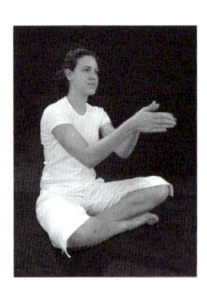

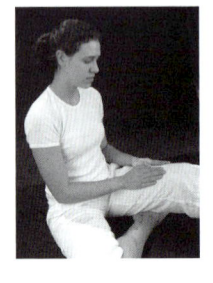

7 Ponha as mãos outra vez na mesma região ou em outra que escolher.

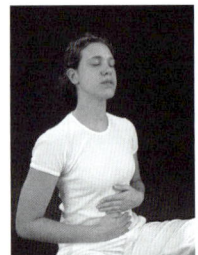

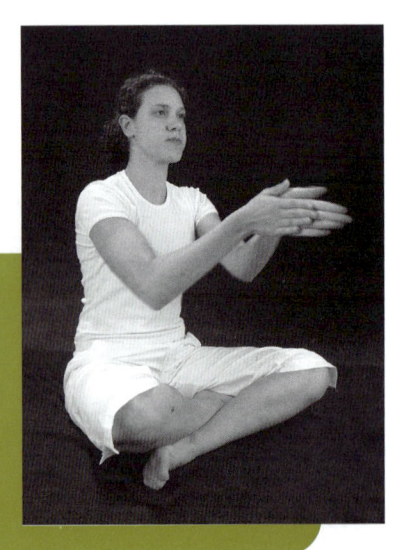

Energia & Consciência *As palmas de nossas mãos possuem chakras menores a fim de que a energia possa ser transferida por meio do toque. Esta é uma maneira pela qual podemos cuidar conscientemente de nós mesmos. Usamos intuitivamente nossas mãos para aliviar, acalmar e cuidar das nossas pessoas amadas. Nossas mãos têm um grande poder de cura, pois elas são um dos canais por meio dos quais fazemos contato e partilhamos nossa energia com os outros. Ao praticar este exercício, podemos optar por partilhar nossa energia com outras pessoas ou com nós mesmos.*

1 Fique em pé com os pés afastados na largura dos ombros, paralelos um ao outro. Os joelhos levemente dobrados. Os quadris confortavelmente suportados pelas pernas. O abdome relaxado, da mesma forma que o resto da parte superior do corpo. Os braços relaxados de cada lado do corpo.

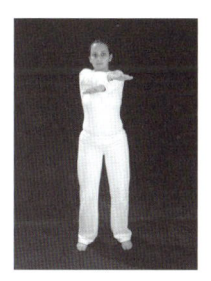

5 Cruze os braços estirados na frente de seu peito, o braço DIREITO acima do ESQUERDO. Depois mude, cruzando o braço ESQUERDO acima do DIREITO.

6 Enquanto estiver cruzando seus braços, inspire contando até 2.

7 Abra completamente os braços, levando-os para trás o máximo possível paralelos ao chão. O peito se move naturalmente para a frente. As palmas das mãos voltadas para a frente.

2 Relaxe os ombros.

3 Respire profundamente 5 vezes.

4 Estire ambos os braços de forma que fiquem paralelos ao chão.

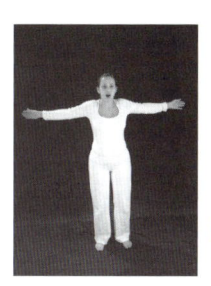

8 Enquanto abre totalmente os braços, deixe sair um sonoro som de "Ah" ao mesmo tempo que expira.

9 Repita este exercício tantas vezes quantas quiser.

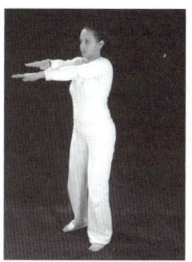 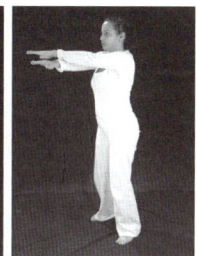

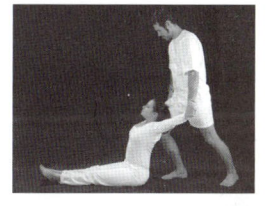

10 Variação: Este exercício pode ser feito em companhia de um parceiro, sentado, com as pernas estiradas para a frente. Seu parceiro colocará os joelhos dobrados entre suas escápulas e, segurando suas mãos, puxará seus braços para trás, o máximo possível. Enquanto seu parceiro o está auxiliando nesse alongamento, a sua cabeça ficará apoiada na parte superior da perna dele, ao mesmo tempo que sua cabeça fica voltada para a frente. Ambos respiram normalmente. Os parceiros trocam de posição.

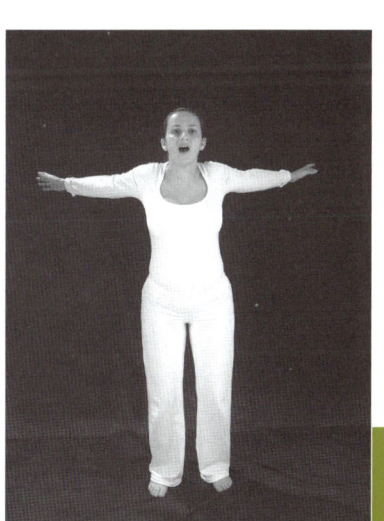

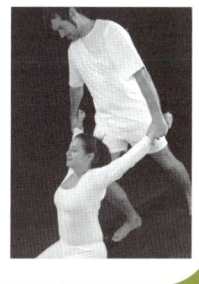 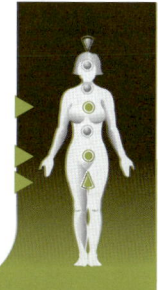

Energia & Consciência *Este exercício abre o peito e o chakra do coração. Como se sente quando abre totalmente os seus braços? Sente-se vulnerável, ou está disposto a abrir o seu coração para outra pessoa, para o mundo?*

1 Fique em pé, com os pés afastados na largura dos ombros e paralelos um ao outro. Os joelhos ligeiramente dobrados. Os quadris confortavelmente suportados pelas pernas. O abdome relaxado, da mesma forma que o resto da parte superior do corpo. A cabeça naturalmente voltada para a frente. Os braços relaxados em cada lado do corpo.

2 Relaxe os ombros.

3 Respire profundamente 5 vezes.

4 Comece elevando seus braços em direção ao teto, paralelamente, nos lados das orelhas.

5 Continue a respirar natural e regularmente.

6 Lentamente, inclua seus dedos no seu alongamento em direção ao teto, alongando-os como se estivesse tentando tocar o teto.

7 Quando não puder alongar mais os seus braços e dedos, dobre vagarosamente os braços nos cotovelos.

8 De uma maneira totalmente relaxada, deixe os braços e as mãos caírem para os ombros e depois para os lados do corpo. Este é um movimento espontâneo. É como se, uma vez não tenha conseguido tocar o teto, depois de ter criado uma tensão na parte superior do corpo, você tenha apenas "desistido" e os braços caem para os lados do seu corpo, liberando assim a tensão.

9 Repita este exercício 3 ou 4 vezes.

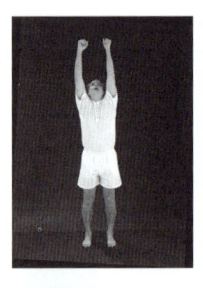 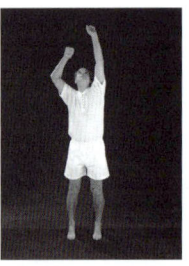 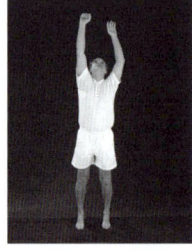

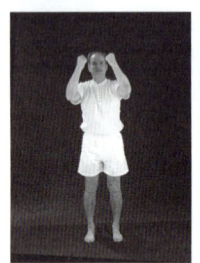 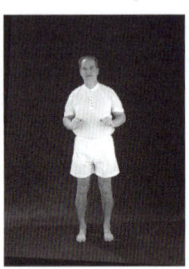 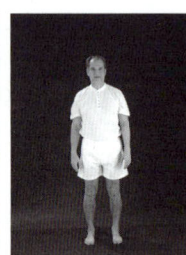

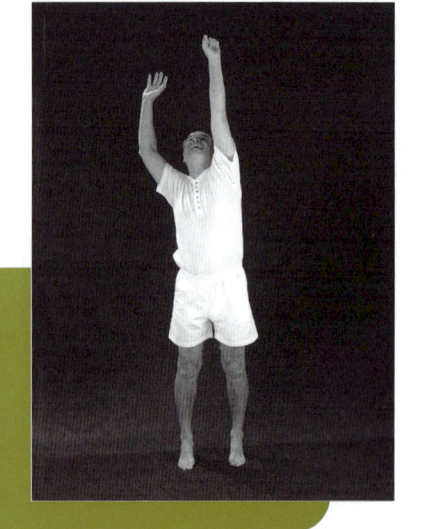

Energia & Consciência *Muito embora seus dedos e braços não atinjam fisicamente o teto, acredite e imagine que seus dedos energéticos são capazes de tocar o teto e creia que seus dedos energéticos estão se deslocando para além do teto. Verifique se sente cócegas enquanto desloca sua mão energética para o teto.*

1 Fique em pé, em uma posição confortável. Pescoço e ombros relaxados.

2 Inspire, enquanto eleva o seu braço DIREITO, com a mão aberta, os dedos estirados, como se fosse "apanhar" algum prêmio imaginário, algo que você deseja ardentemente, vindo do céu.

3 Atinja a maior altura possível, ficando nas pontas dos pés, e continue a se alongar ao máximo. *Não solte o ar inspirado por ora.*

4 "Agarre" o seu desejo com a mão direita e traga-o para o chão.

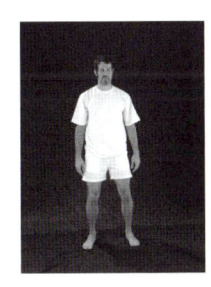
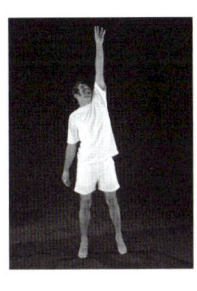
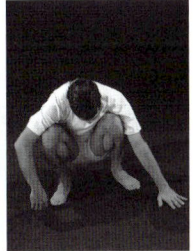

5 Quando sua mão tocar o chão, libere o ar inspirado com um potente som de "Ah".

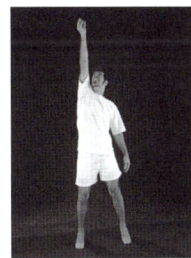
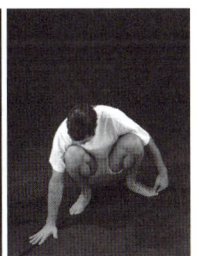

6 Retorne à posição inicial e respire profundamente algumas vezes para relaxar.

7 Repita o exercício com o braço ESQUERDO.

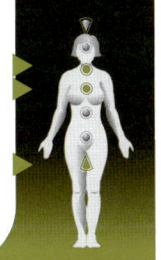

8 Repita o exercício 3 vezes com cada braço, enquanto fica todo o tempo concentrado naquilo que deseja ter, fazer, criar ou ser, ao mesmo tempo em que se move em direção ao seu desejo e o sedimenta em sua vida.

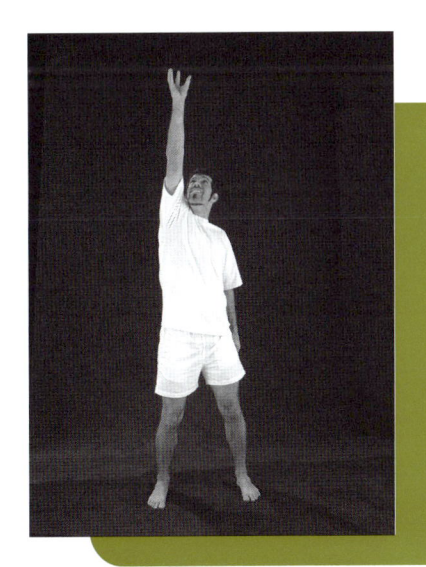

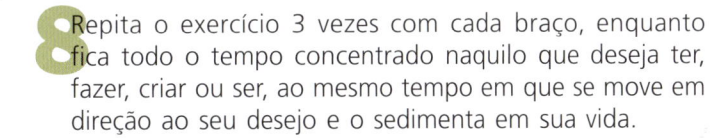

Energia & Consciência *O estiramento para o alto alonga a parte frontal do corpo que é o centro dos sentimentos. Ao mesmo tempo, ele também alonga o centro da vontade nas costas. Como podemos ver, essa combinação é muito útil, pois sentimos em nosso corpo que dispomos do que necessitamos para buscar o que desejamos. Este exercício é uma analogia experimental do movimento consciente na direção do que desejamos, chegando até ele e tornando-o real. Isto é, sedimentando o seu desejo no momento atual. Isso feito, ele não é mais um sonho e sim uma realidade que você pode saborear, crescer com ela e, se preferir, partilhar com aqueles que o cercam. Portanto, pergunte a si mesmo: "O que desejo realmente, neste momento, em minha vida? Que diferença haveria na minha vida se ele se concretizasse? Então, o que me impede, neste momento, de entrar em contato com meu desejo e torná-lo real em minha vida?"*

1 Sente-se no chão com as pernas retas e os braços estirados, paralelos ao chão.

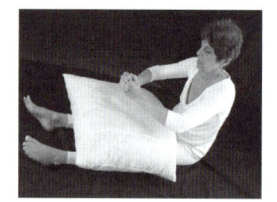

2 Coloque um travesseiro ou uma almofada no colo.

3 Com as mãos em punho, comece a esmurrar o travesseiro.

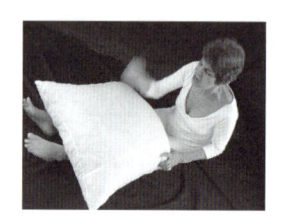

4 Enquanto esmurra, diga "Não", "Eu não quero lhe dar nada", "Não o deixarei ficar perto de mim", "Vá embora", etc. Tente focalizar a sua atenção nas situações ou acontecimentos da vida que sejam relevantes para você e que você gostaria de evitar, eliminar de sua vida, afastar de si.

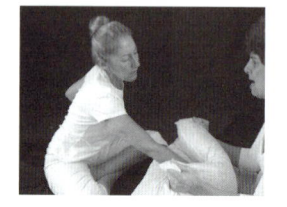 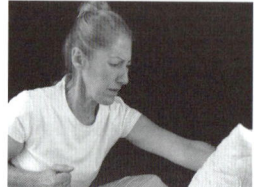

5 Observação: Este exercício pode ser feito em duplas. Neste caso, um dos parceiros fica segurando o travesseiro ou a almofada contra a qual o outro parceiro pode esmurrar ou chutar.

Energia & Consciência *Muitas vezes ficamos afastados dos outros ou dos acontecimentos, nos mantendo distantes da vida de uma maneira passiva. Este exercício ilustra fisicamente essa vida que mantemos à distância de um braço, tornando-nos conscientes desta opção de vida ao empurrar a vida para longe. Isso pode nos revelar algumas das maneiras de dizermos NÃO à vida. A vida não está nos rejeitando; nós é que estamos rejeitando a vida. Uma vez estejamos conscientes disso, podemos decidir buscar ativamente partilhar e nos abrirmos mais para a vida, ou continuar a rejeitá-la. Quando estamos conscientes, temos uma opção.*

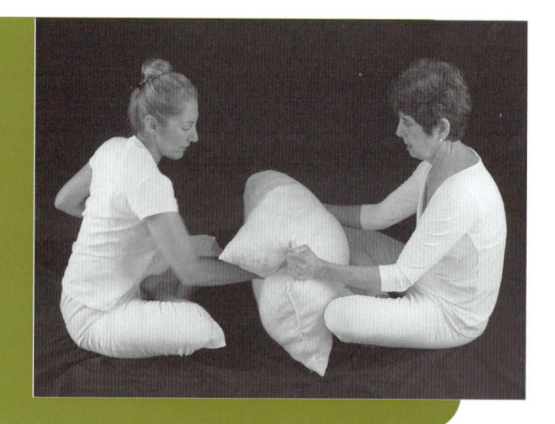

6. Pescoço e Garganta

Antes de começar estes exercícios, foque sua atenção em seu pescoço e sua garganta, e aproveite a ocasião para perguntar a si mesmo como está essa região. Seu pescoço está relaxado ou rijo e tenso? E quanto à sua garganta? Está limpa e desobstruída? Emita um som. Com que ele se assemelha? Para muitas pessoas, essa região é problemática. Tendo em vista que é através dela que passa o que vem do estômago e do coração para a nossa cabeça, pode estar rija e tensa, o que pode diminuir a velocidade dos sentimentos ou retê-los antes que possam ser traduzidos em pensamentos em nosso cérebro. Nossa garganta também pode ficar obstruída, tentando não expressar ou manifestar nossos sentimentos.

Conhecemos muitas pessoas que habitualmente limpam sua garganta antes de falar, quase como se estivessem pedindo permissão para falar. Interiormente, a pessoa está com medo; medo de ser notada, medo de expressar sua autenticidade, ou medo de se afirmar. Os exercícios deste capítulo irão proporcionar a oportunidade para você agir de maneiras com as quais pode não estar acostumado. Se isso é novo para você, nós o convidamos a aventurar-se, tentando algo novo. Ao mesmo tempo, seja paciente e permita estar cada vez mais presente.

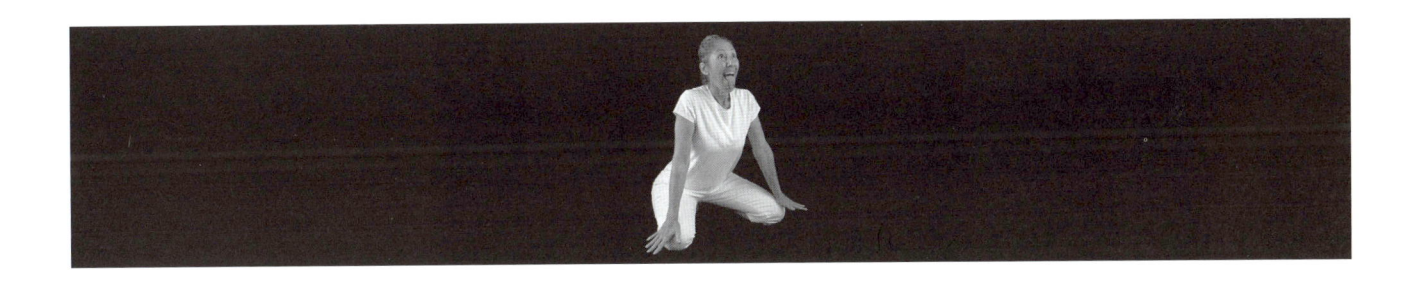

O LEÃO
ALONGAMENTO DO PESCOÇO
ROTAÇÕES DO PESCOÇO
CABO-DE-GUERRA
"ESTOU AQUI"
EXPLORAÇÃO DO SIGNIFICADO
TU ÉS O QUE EU SOU!
O POMO-DE-ADÃO
GARGALHADAS COM O CORPO

1 Escolha uma posição confortável, sentado ou ajoelhado.

2 Respire naturalmente durante todo o exercício.

3 Suavemente, feche os olhos.

4 Inicie o exercício com a boca fechada.

5 Direcione a atenção para sua boca.

6 Observe se seus dentes estão firmemente cerrados, uns contra os outros.

7 Relaxe o maxilar inferior e a língua.

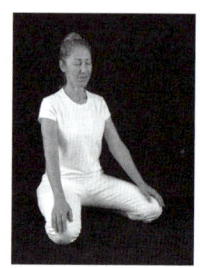 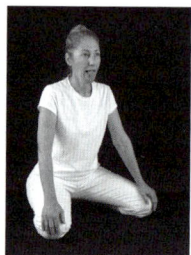

8 Gradualmente, estire a língua para fora de sua boca, como se quisesse que ela atingisse a ponta do queixo.

9 À medida que a língua se move para fora, abra e arregale os olhos.

10 Mantenha a língua fora da boca, estirada ao máximo.

11 Seus olhos devem permanecer tão arregalados quanto possível.

12 Mantenha-se assim e conte até 10.

13 Lentamente, recolha a língua para dentro da boca, à medida que, simultânea e gradualmente, fecha os olhos.

14 Permaneça alguns momentos com a boca e os olhos fechados.

15 Você sentiu o alongamento? O que lhe pareceu?

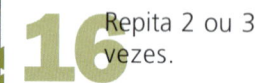

16 Repita 2 ou 3 vezes.

17 Respire naturalmente.

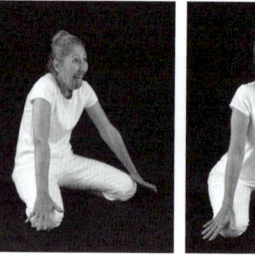 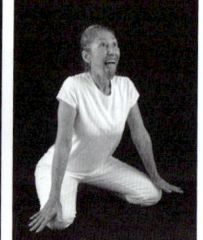

18 Relaxe.

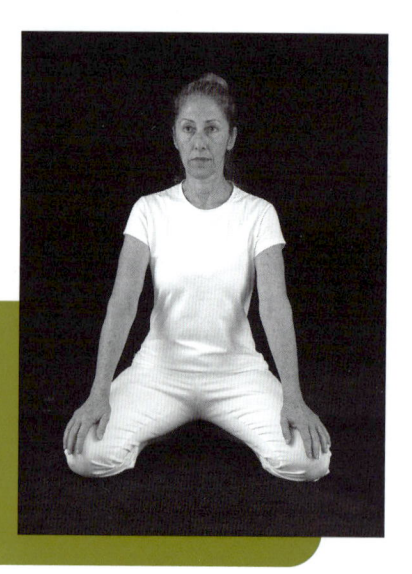

Energia & Consciência *Este alongamento energiza o quinto e o sexto chakras. O processo de assimilação e de expressar a nossa verdade ativa o quinto chakra. Ele tem a ver com nossos sentimentos e com nosso raciocínio. Esta é uma boa combinação. É importante manter estes dois centros em equilíbrio. Nossa cultura ocidental tem uma tendência para lidar mais com o centro racional do que com o centro emocional. Com este exercício, iremos criar um maior equilíbrio entre os dois centros.*

1 Em pé, coloque sua mão DIREITA em cima da cabeça e incline a cabeça em direção ao seu ombro DIREITO.

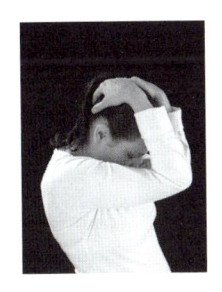

2 Respire naturalmente.

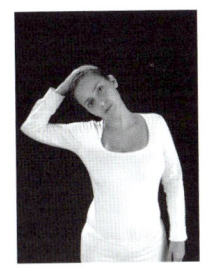

3 Repita, com a mão ESQUERDA direcionando a cabeça em direção ao ombro ESQUERDO, enquanto mantém seu rosto voltado para a frente.

4 Com ambas as mãos, direcione a cabeça para BAIXO, até que seu queixo atinja o peito.

5 Retorne à posição inicial, com a cabeça voltada para a frente.

6 Respire profundamente 3 vezes.

7 Observação: Tente manter suas costas eretas o máximo possível, enquanto alonga o pescoço.

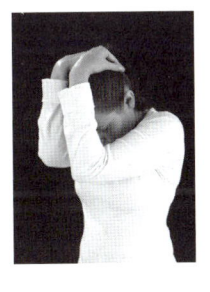

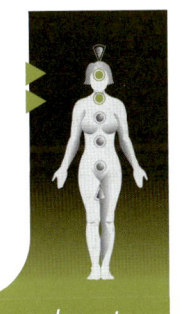

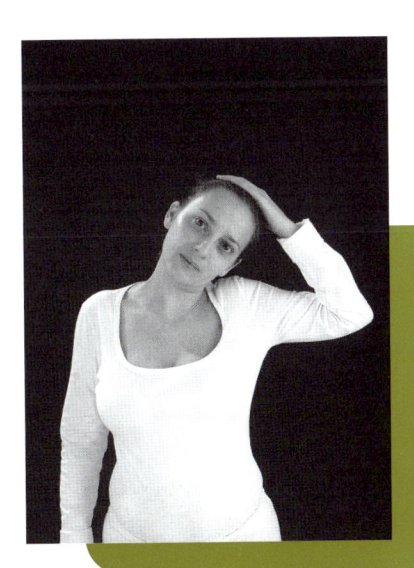

Energia & Consciência *Quando ficamos estressados e ansiosos, geralmente nosso pescoço e nossos ombros são os primeiros a sentir isso. Eles ficam totalmente rijos e tensos. Isso bloqueia o fluxo de energia para a cabeça. Quando fazemos o exercício acima, nosso pescoço e nossos ombros começam a relaxar e nossa cabeça parece mais leve. A energia flui para a cabeça e para o nosso cérebro. Energeticamente, estamos ajudando a abrir nossos quinto e sexto chakras, ou a deixar a energia fluir através deles. O quinto chakra relaciona-se com a capacidade de dizer a nossa verdade, e alimenta a glândula tireóide, e o sexto chakra tem a ver com nossa habilidade de visualizar coisas, particularmente idéias e conceitos*

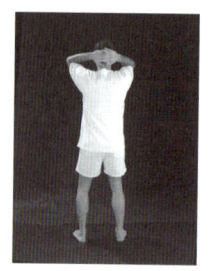 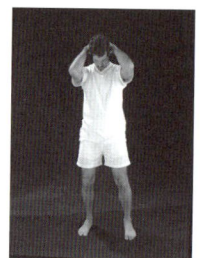 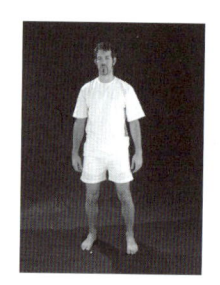 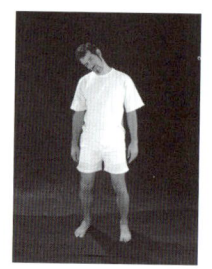 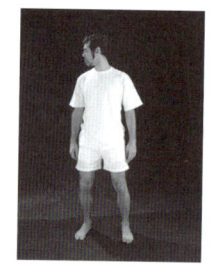

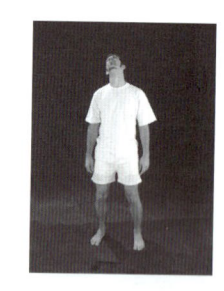
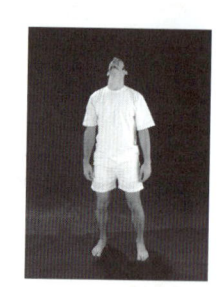
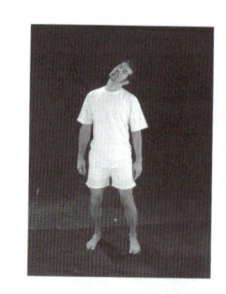
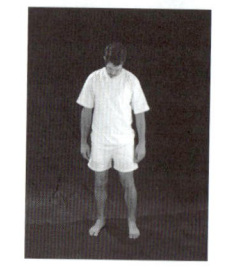

1 Em pé com os pés afastados na largura dos ombros e paralelos um ao outro. Os joelhos levemente dobrados. Os quadris confortavelmente suportados pelas pernas. O abdome relaxado, da mesma forma que o resto da parte superior do corpo. A cabeça voltada naturalmente para a frente. Braços relaxados de cada lado do corpo.

2 Relaxe os ombros.

3 Respire profundamente 4 vezes.

4 Levante ambos os braços e coloque as mãos entrelaçadas atrás do pescoço.

5 Sinta seu pescoço apoiado em suas mãos e o calor que elas proporcionam àquela parte do corpo.

6 Ao mesmo tempo que mantém os ombros relaxados, respire profundamente 2 vezes.

7 Gradativamente, curve a cabeça para a frente, fazendo com que o queixo atinja o peito. *(Para um alongamento mais intenso, leve suas mãos para o alto da cabeça e pressione-a para baixo.)*

8 Mantenha suas costas retas.

9 Mantenha o alongamento enquanto conta até 5, ao mesmo tempo em que respira normalmente.

10 Retire suas mãos do pescoço ou do alto da cabeça.

11 Gradualmente, levante a cabeça para sua posição natural.

12 Agora, incline a cabeça para trás, tanto quanto possível, ao mesmo tempo em que respira normalmente.

13 Mantenha essa posição enquanto conta até 5.

14 Retorne a cabeça à posição normal.

15 Lentamente, volte sua cabeça para a DIREITA. Mantenha a cabeça nessa posição enquanto conta até 5. Respire normalmente.

16 Retorne a cabeça à posição normal.

17 Lentamente, volte sua cabeça para a ESQUERDA. Mantenha a cabeça nessa posição e conte até 5.

18 Respire naturalmente.

19 Retorne a cabeça à posição normal.

20 Agora, inclinando sua cabeça para a frente, comece a girá-la lentamente para DIREITA, para TRÁS, para ESQUERDA e para a FRENTE, e de volta à posição normal.

21 Repita os movimentos no sentido anti-horário.

22 Sinta os estalidos, os sons e os alongamentos que aparecem subitamente enquanto você gira sua cabeça lentamente na maneira acima descrita.

23 Repita 3 vezes, alternando os sentidos.

24 Retorne à posição inicial.

25 Respire profundamente 2 vezes.

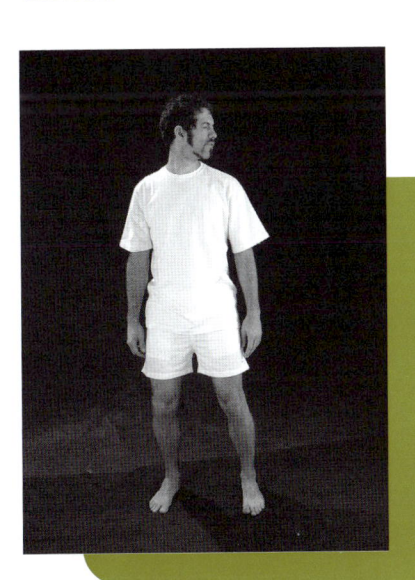

Energia & Consciência *Você se lembra de alguém que já lhe chamou de "carne de pescoço", ou seja, de uma pessoa intragável? Estas rotações ajudam-no a relaxar os músculos do pescoço e o mantém livre da rigidez que às vezes ocorre. Este exercício afeta o quinto chakra tanto o da frente quanto o das costas. Este chakra é muito importante. Ele influencia nossa voz, nossos pulmões e nossa capacidade de partilhar e de comunicar ao mundo quem somos nós e o que representamos. Quando este chakra, da frente e das costas, está aberto e atuando, assumimos a responsabilidade para conseguir o que desejamos e não precisamos mais culpar os outros pelo que não temos. Este chakra também diz respeito à nossa profissão e à maneira como somos vistos na sociedade.*

1 Fique em pé, de frente para o parceiro. Respire profundamente 4 vezes.

2 Cada um dos parceiros segura a ponta de um lençol, de uma toalha ou de uma corda.

3 Cada um começa a puxar o lençol, esforçando-se para trazer o outro parceiro para perto de si o máximo possível.

4 Os parceiros começam a batalhar continuamente, puxando e agitando o lençol. Enquanto batalham, eles se olham nos olhos mutuamente, dizendo um para o outro parceiro: *"É meu"*, *"Eu o quero"*, *"Dê-me"*, ou qualquer outra expressão que achem pertinente no momento.

7 O PARCEIRO B deita-se entre as pernas do PARCEIRO A, e descansa a cabeça no seu peito.

8 O PARCEIRO A abraça o PARCEIRO B.

9 Respire profunda e espontaneamente.

10 O PARCEIRO A coloca a mão DIREITA sobre o coração do PARCEIRO B.

11 O PARCEIRO B entrega-se ao calor do abraço do PARCEIRO A.

12 Continuem a respirar espontaneamente.

13 Quando o PARCEIRO B estiver propenso a sair do abraço, troquem de lugar.

14 Agora o PARCEIRO B abraça e coloca sua mão DIREITA sobre o coração do PARCEIRO A.

15 O PARCEIRO A entrega-se ao calor do abraço do PARCEIRO B e continua a respirar.

16 Terminem este estágio quando assim o desejarem.

17 Partilhem entre si o que sentiram e vivenciaram.

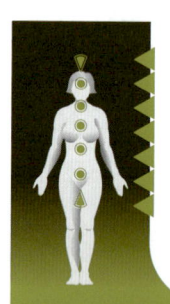

5 Quando se sentirem cansados por causa do esforço despendido, seja por um ter "ganho" o lençol pelo fato de o outro ter "desistido" dele, ou por terem abandonado a batalha por acordo mútuo, ambos escolhem quem será o PARCEIRO A e o PARCEIRO B.

6 Os parceiros sentam-se no chão, em um lugar onde o PARCEIRO A possa ficar com as costas apoiadas.

Energia & Consciência *Este exercício envolve fisicamente todo o seu corpo durante a disputa. A sensação de "Eu o quero e irei tomá-lo" pode ser forte ou fraca. O que você sente? Lutamos, começamos a relaxar, e, se nos abrirmos emocionalmente, poderemos receber ou dar. Fazemos isso com todo o nosso sentimento e nossas emoções. Ao aprendermos mais a respeito de nossas emoções e da maneira como agimos, nos tornamos mais responsáveis por aquilo que obtemos na vida.*

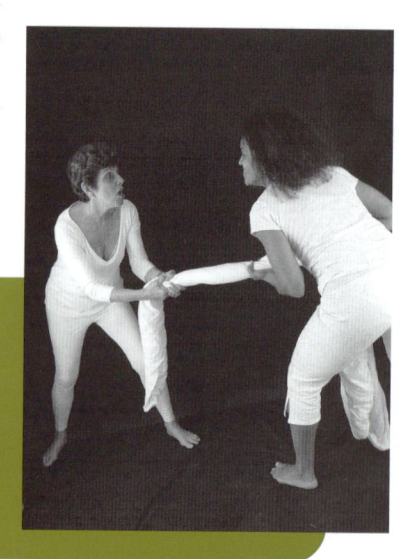

Pescoço e Garganta

1 O grupo fica em pé, formando um círculo.

2 Gradativamente, as pessoas no círculo começam a se movimentar em várias direções.

3 Enquanto se movimentam aleatoriamente em todas as direções do aposento, cada uma das pessoas é convidada a bater com o punho ou a palma da mão no próprio peito e dizer *"Estou aqui!"*

4 O grupo deve experimentar diversas entonações, maneiras de se expressar, intensidade de convicção e perceber as diferenças em seu corpo, emoções e mente.

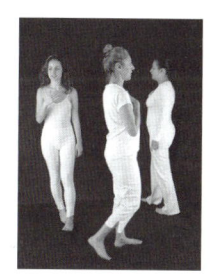 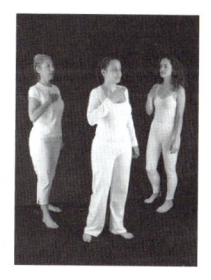 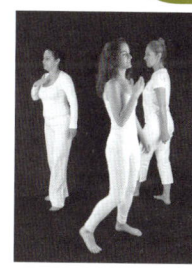

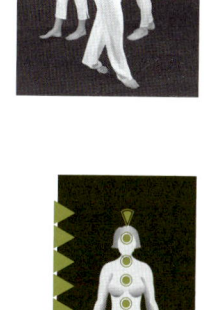

5 Observe se você sentia na verdade o que disse inicialmente. Ou levou algum tempo para sentir que a afirmação era verdadeira? Ou você o sente realmente, isto é, que está aqui, no momento presente? Você possui o seu espaço aqui e agora?

6 Partilhem a sua experiência em duplas ou em grupos de três pessoas.

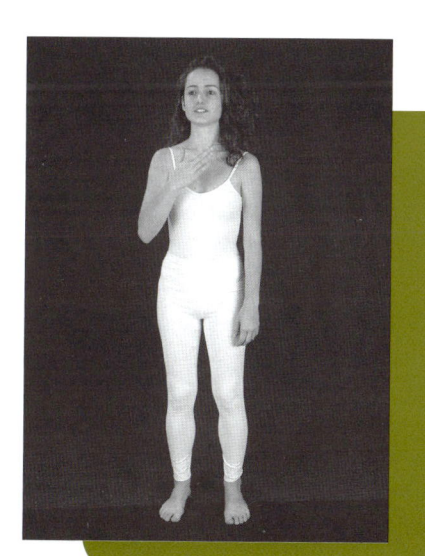

Energia & Consciência *Este exercício, como muitos dos outros, nos oferece uma oportunidade para assumirmos física, emocional e mentalmente, uma posição que em geral jamais assumimos em nossa atual vida social, e conscientemente nos mantermos no momento presente. Caminhar de um lado para outro, de uma maneira empertigada, em companhia de nossos amigos e membros da família, dizendo: "Estou aqui", ou "Eu sou uma pessoa boa" ou "Sou maravilhoso" não é algo comum que se faça. No entanto, às vezes podemos pensar em agir dessa maneira, ou podemos pensar em fazer o contrário. O que sentimos quando agimos desse modo? Você fica envergonhado com isso, tem medo de dizer essas palavras em voz alta? Você é tímido, ou realmente gosta de dizê-las? O que você sentiu? E os outros membros do grupo?*

1 Escolha uma posição confortável sentado ou deitado.

2 Respire profundamente algumas vezes. Você pode preferir fazer o exercício da Respiração Nutritiva neste momento e depois seguir as instruções abaixo.

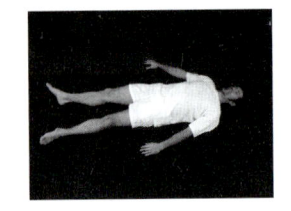

3 Pergunte a si mesmo: Qual é o significado do meu nome? Qual é o significado do meu apelido de infância? Existe uma história para o seu nome? Você gosta ou desgosta do seu nome? Por quê? Quando você pronuncia o seu nome em voz alta, como se sente? Como o seu corpo reage quando você pronuncia o seu nome? Ou quando outra pessoa o pronuncia? Há uma diferença? Você gosta da maneira como ele soa? Ele reflete como você se percebe ser? De que modo o seu nome o tem influenciado ou afetado em sua vida?

4 Deixe que as imagens venham à sua imaginação (sexto *chakra*). Permita que seus sentimentos e intuições estejam presentes.

5 Reflita alguns minutos a respeito de quem você é. De onde você veio? Quem são seus pais? Seus irmãos ou irmãs? De onde eles vieram? O que você pretende em sua vida? Em que pretende se tornar? Faça uma pausa e respire. *Você pode preferir colocar sua mão sobre o coração durante a reflexão.*

6 Continue a respirar e observe o que está acontecendo ao seu corpo enquanto você reflete a respeito dessas questões.

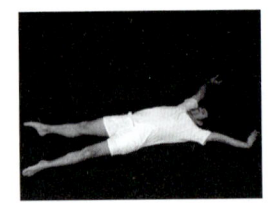

7 Quando tiver acabado, retorne lentamente ao estado de percepção do ambiente. Sorria, respire profundamente, exale um profundo suspiro e alongue-se.

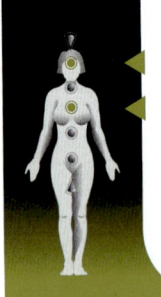

8 Anote imediatamente suas reflexões tão logo tenha completado o exercício. Depois, escolha alguém, de preferência nas próximas 24 horas após o término do exercício, com quem gostaria de partilhar suas reflexões.

Energia & Consciência *Este poderá ser um exercício para despertar, para sair da apatia, se você desejar passar algum tempo refletindo e permitir que a sua percepção se expanda. A vida é semelhante a um caleidoscópio. Quando você movimenta o caleidoscópio, mesmo que seja um pouquinho, toda a imagem se transforma e, com isso, a sua percepção do que é possível também.*

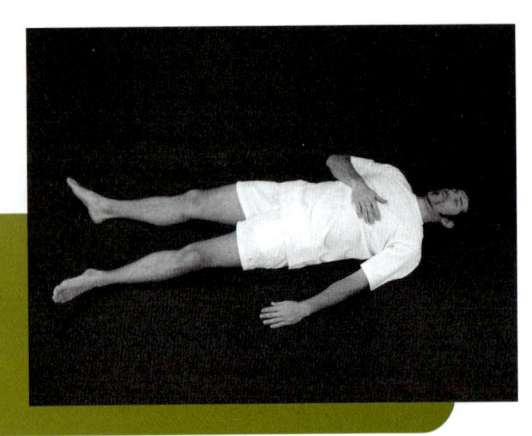

Pescoço e Garganta

1 Sente-se confortavelmente olhando para o seu parceiro. Seu abdome está relaxado, como o resto da parte superior do corpo. Sua cabeça naturalmente voltada para a frente. Braços relaxados em ambos os lados do corpo.

2 Respirem profundamente 3 vezes.

3 Escolham, entre vocês dois, quem fará o exercício em primeiro lugar.

4 A pessoa escolhida será o PARCEIRO A; a outra será o PARCEIRO B.

5 O PARCEIRO A e o PARCEIRO B fecham lentamente os olhos para iniciar o exercício.

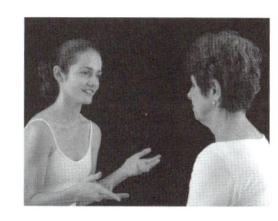

6 O PARCEIRO A fala a respeito de qualquer assunto que escolher, com os olhos fechados, enquanto o PARCEIRO B fica escutando atentamente a qualidade, o tom e altura da voz do PARCEIRO A, tentando descobrir quaisquer sutilezas.

7 Como o PARCEIRO B descreveria o PARCEIRO A (de maneira física e pessoal) apenas ouvindo a sua voz? O PARCEIRO B guarda as suas impressões para si mesmo. No fim do exercício, ele poderá então partilhar suas impressões com o PARCEIRO A.

8 Troquem.

9 Agora o PARCEIRO A escuta atentamente, com os olhos fechados, a voz do PARCEIRO B.

10 Tão logo ambos os PARCEIROS tenham escutado um ao outro, poderão então partilhar mutuamente suas impressões.

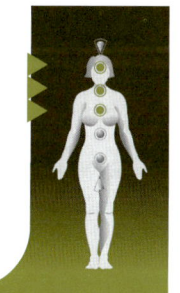

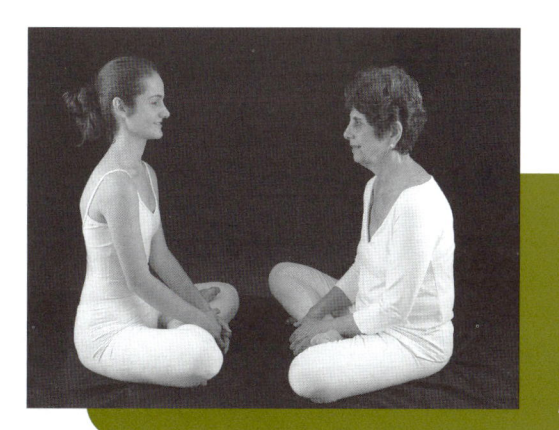

Energia & Consciência *O que você pode dizer a respeito de outra pessoa, apenas escutando a sua voz? O que você sente ao escutar detalhadamente outra pessoa? O que você sente ao ser detalhadamente escutado por outra pessoa? Já foi demonstrado que faz bem à saúde ter alguém que o escute realmente. O que você vivenciou com o seu parceiro enquanto praticavam este exercício?*

1 Escolha uma posição confortável em pé ou sentado.

2 Respire profundamente algumas vezes.

3 Coloque sua mão DIREITA (ESQUERDA, se você for canhoto) sobre a sua garganta, como se quisesse segurá-la com a mão.

4 Engula 3 ou 4 vezes. Sinta o movimento da garganta ao engolir.

5 Coloque seu polegar em um lado da traquéia e os dedos restantes do outro lado.

6 Aperte um pouco a traquéia para conseguir segurá-la de maneira suave, mas firme.

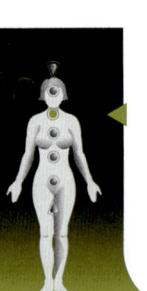
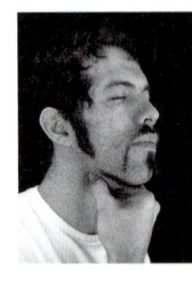

7 Engula algumas vezes.

8 Ao engolir, você sente o que é mais conhecido como o pomo-de-adão se movimentar para cima e para baixo?

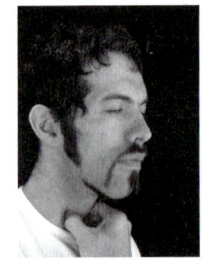
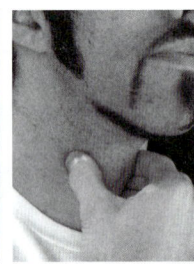

9 Continue a segurar a sua traquéia de maneira suave, mas firme, e levemente mova o pomo-de-adão de um lado para outro. Isto é, mova-o para a DIREITA e depois para a ESQUERDA.

10 Lentamente, movimente os seus dedos para cima e para baixo da garganta, desde a base do pescoço até o maxilar inferior, movendo a traquéia para a DIREITA e depois para a ESQUERDA.

11 Repita os movimentos para cima e para baixo algumas vezes.

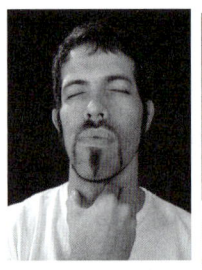
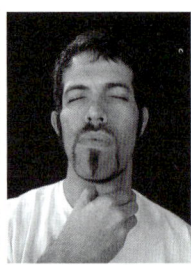
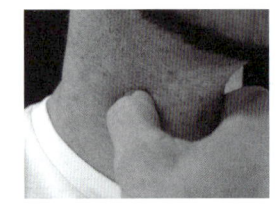
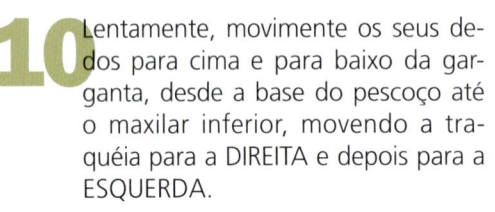

12 Respire em um ritmo confortável e natural durante toda a massagem da garganta.

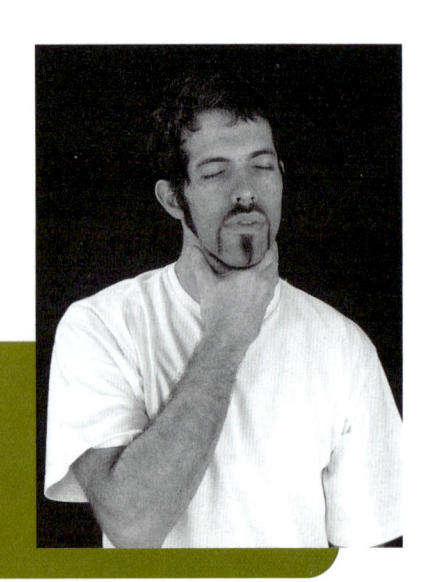

Energia & Consciência *Antes de fazer este exercício pela primeira vez, eu não havia observado que jamais havia colocado minha mão conscientemente na posição acima sobre a minha garganta. Foi como explorar uma região desconhecida. É fácil assumir a responsabilidade por nosso corpo quando estamos em contato com ele. Existem regiões de seu corpo com as quais você não tem mantido contato?*

Pescoço e Garganta

1 Deite-se com a cabeça em cima da barriga do seu parceiro.

2 Deixe que todo o corpo fique relaxado.

3 Inspire e expire lenta e ritmicamente, liberando gradativamente a tensão no pescoço, nos ombros, no peito, na parte inferior das costas, no abdome, nas pernas e nos tornozelos.

4 Uma vez relaxado, sintonize-se com o padrão de respiração do parceiro.

5 Deixe que sua cabeça se movimente para cima e para baixo, de acordo com o ritmo da respiração de seu parceiro.

6 Cada um dos participantes começa a dar gargalhadas.

7 Sinta como isso se transforma espontaneamente em uma risada e se prolonga ininterruptamente, sendo reforçada pela vibração da gargalhada de seu parceiro em sua cabeça.

8 Divirta-se ao ver quão contagiosa a gargalhada se torna, começando timidamente e ficando cada vez mais alta e exagerada à medida que prossegue.

9 Continuem a gargalhar.

14 Observe o fulgor no rosto de cada um e a sensação de intimidade e alegria que está presente na dupla ou no grupo.

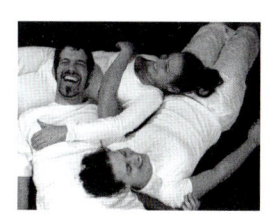

10 Chegará um momento no qual parecerá que a dupla ou o grupo está "exausto de gargalhar" e será necessário fazer uma pequena pausa. No entanto, note que muito em breve surgirá um novo som de gargalhada.

11 Quando a dupla ou o grupo fizer uma pausa agradável e espontânea, poderão optar por respirar profundamente, emitindo um ressonante "Ah" durante a expiração.

12 Relaxem juntos durante alguns minutos.

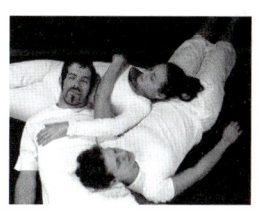

13 Retornem gradativamente à posição sentada e olhem dentro dos olhos do seu parceiro, ou do grupo à sua volta.

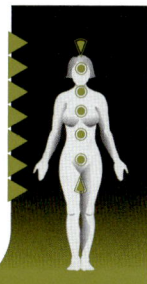

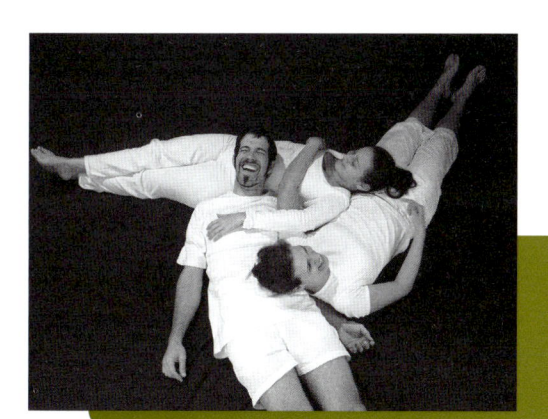

Energia & Consciência *Ter um facilitador experiente para conduzir este exercício é importante por várias razões, inclusive ter uma testemunha e alguém que afirme a experiência do grupo. E muito agradável gargalhar em companhia de uma ou mais pessoas!*

7. Mandíbula e Boca

A mandíbula e a boca retêm uma grande quantidade de tensão emocional das nossas primeiras experiências de vida. O bebê utiliza a mandíbula e a boca para mamar, o que, para ele, significa sobreviver. Se a mãe não tiver alimentado suficientemente o filho, as emoções geradas por isso podem permanecer ainda conosco como adultos. Sua mandíbula é tensa e rígida, ou é flexível e maleável? E quanto à sua boca? Ela está relaxada ou tensa? Faça uma pausa e examine a sua mandíbula e a sua boca. Como estão? Os exercícios no segmento a seguir irão mostrar como você pode ter acesso a algumas respostas para essas perguntas. Para a maioria, eles são moderados e exploratórios. Para alguns, podem ser praticados de uma maneira mais objetiva quando a pessoa encontra-se mais introspectiva.

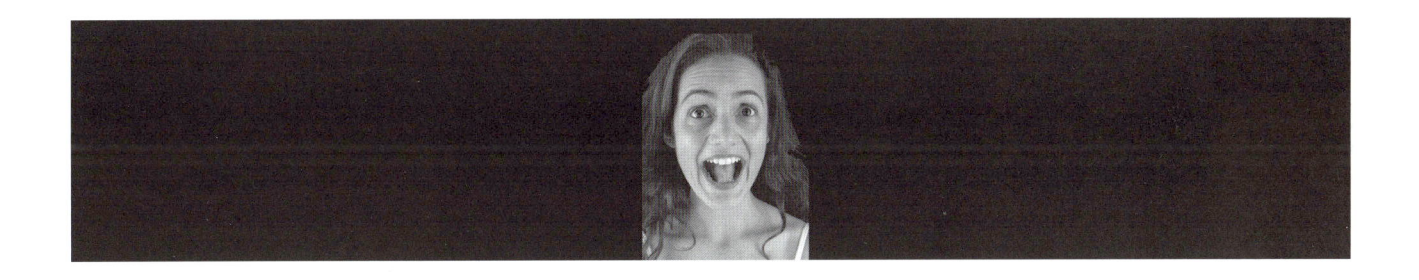

EXPRESSÕES FACIAIS
O TIGRE
ALONGAMENTO DO MAXILAR INFERIOR
MASSAGEM DA MANDÍBULA
EXERCÍCIO LABIAL
SUCÇÃO DA POLPA DA MÃO

1 Fique em pé ou sente-se confortavelmente.

2 Com os olhos fechados, concentre a atenção em seu rosto.

3 Observe quaisquer pontos onde haja tensão, dormência ou apenas uma sensação "normal" em seu rosto, em sua boca e em sua garganta.

4 Respire profundamente 3 ou 4 vezes. Isso produziu algum efeito em seu rosto?

5 Lentamente, comece a contrair o seu rosto, junto com a sua boca e a sua garganta, para fazer com que ele fique com uma expressão cheia de rugas (de uva passa). Contraia a mandíbula, aperte os olhos, comprima a garganta, franza a testa e os lábios, feche as narinas, pressione a língua contra o céu da boca, contraia as bochechas e cerre os dentes. Retenha a respiração.

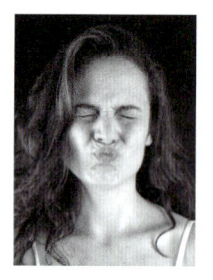

6 Mantenha o rosto contraído pelo tempo que puder.

7 Então, relaxe rapidamente, passando para uma expressão com a pele da face lisa (de azeitona).

8 Arregale os olhos e abra a boca o máximo que puder, levante as sobrancelhas, dilate as narinas, estire a língua, abra a garganta, deixando sair um som forte, claro e prolongado de "Ah".

9 Conte até 5.

10 Vagarosamente volte à expressão facial normal.

11 Repita 2 ou 3 vezes.

12 Como lhe parecem agora o seu rosto, a sua boca e a sua garganta?

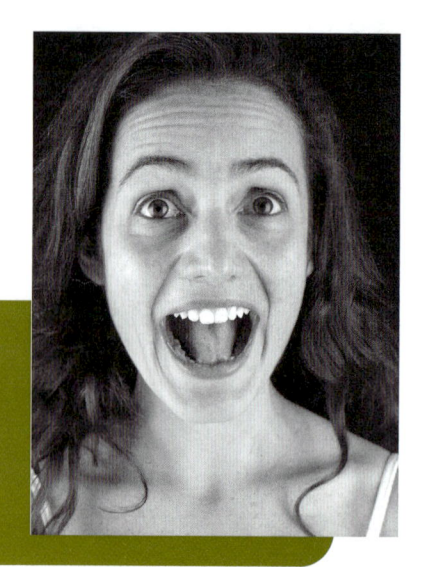

Energia & Consciência *Energeticamente, este exercício afeta o sexto chakra, também conhecido como o terceiro olho. Este chakra pode ser purificado e fortalecido para receber mais energia. O exercício também estimula todo o seu rosto para que você pareça mais dinâmico. Ele também auxiliará a sua capacidade para visualizar e aumentar a sua perspicácia e compreensão mental.*

1 Fique em pé ou sentado em uma posição confortável.

2 Respire naturalmente.

3 Aqueça a mandíbula, levando o maxilar inferior para a frente lentamente. Tente não mover toda a cabeça para a frente quando estiver realizando o exercício.

4 Repita 3 vezes.

5 Na 4ª vez, emita um som de "Ah" enquanto o maxilar inferior é impelido para a frente.

6 Sinta o alongamento do músculo esternoclidomastóideo.

7 Repita a impulsão para a frente 2 vezes.

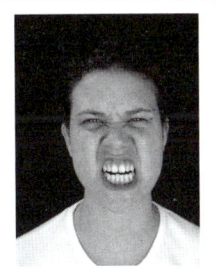

8 Agora, comece a criar expressões faciais que revelem o seu lado animal, de um tigre. Emita rugidos e rosnados enquanto sua face expressa fúria.

9 Mova sua mandíbula para a frente, para os lados, abrindo e fechando seus olhos e lábios. Observe os diferentes sons que surgem enquanto você ruge e rosna.

10 Agora coloque o seu corpo na posição de ataque. Suas mãos em forma de garras, seu maxilar inferior para a frente, preparado para morder como um agressor. Isso irá aumentar a intensidade do exercício bem como gerar o conteúdo emocional enquanto você realiza o exercício.

11 Faça como se estivesse agarrando uma presa com as mãos em forma de garra. Alterne este movimento das mãos com o impulso da mandíbula para a frente, tentando morder.

12 Retorne lentamente à posição inicial, desfazendo as garras das suas mãos e suavizando sua expressão facial.

13 Observe como o seu rosto e o seu tórax estão energizados e relaxados.

14 Respire por alguns momentos e deixe que um sorriso aflore ao seu rosto, vindo do seu interior.

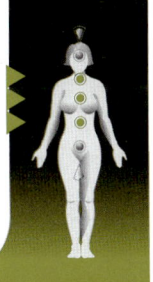

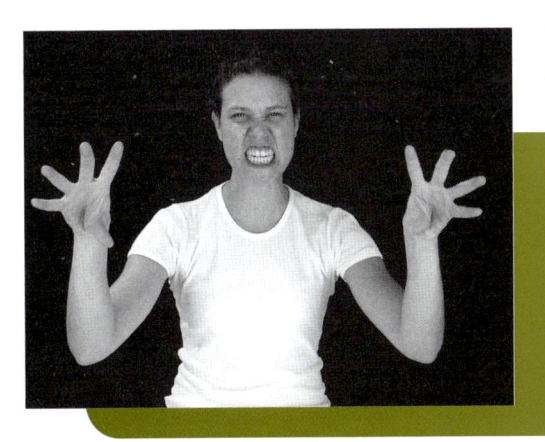

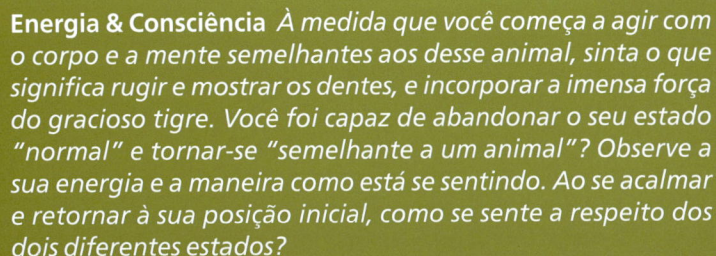

Energia & Consciência *À medida que você começa a agir com o corpo e a mente semelhantes aos desse animal, sinta o que significa rugir e mostrar os dentes, e incorporar a imensa força do gracioso tigre. Você foi capaz de abandonar o seu estado "normal" e tornar-se "semelhante a um animal"? Observe a sua energia e a maneira como está se sentindo. Ao se acalmar e retornar à sua posição inicial, como se sente a respeito dos dois diferentes estados?*

1 Fique em pé ou sentado, em uma posição confortável.

2 Respire naturalmente.

3 Aqueça a mandíbula, movimentando lentamente o maxilar inferior para a frente. Tente não mover toda a cabeça ao realizar este exercício.

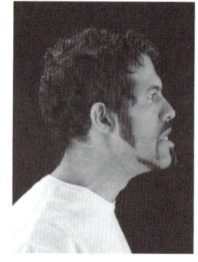

4 Repita 3 vezes.

5 Na 4ª vez, emita um som de "Ah" enquanto o maxilar inferior é deslocado para a frente.

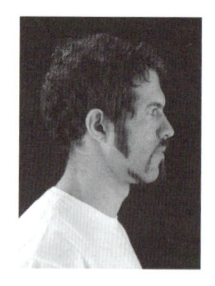

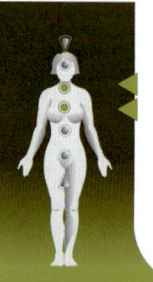

6 Sinta o alongamento do músculo esternoclidomastóideo.

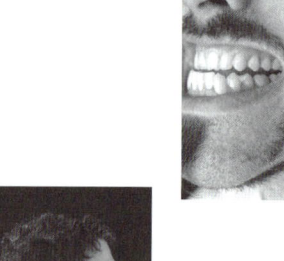

7 Repita o deslocamento para a frente 3 vezes.

8 Agora, tente morder com o maxilar inferior deslocado para a frente.

9 Repita 3 vezes.

10 Observação: Ao deslocar a mandíbula para a frente, seus ouvidos podem estalar e/ou você pode ouvir um som estranho. Isso é normal, nada com que se preocupar.

11 Variação: Se preferir, em vez de emitir um som de "Ah", tente emitir sons que expressem raiva ou agressividade. Você pode posicionar o seu corpo como se fosse atacar com as mãos em forma de garras, seu maxilar inferior para a frente, pronto para morder um agressor. Isso irá aumentar a intensidade do movimento bem como gerar conteúdo emocional enquanto você realiza o exercício.

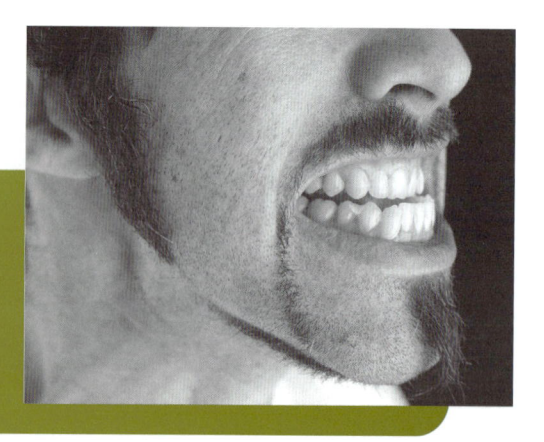

Energia & Consciência *Enquanto estiver praticando esta variação, tente entrar em contato com o seu lado animal. Todos nós o temos. Alguns o denominam de Eu Inferior, e ele é capaz de rugir, grunhir e rosnar. Dê a si mesmo a liberdade para tentar fazer isso. Se não conseguir fazer isso, pergunte a si mesmo por que não o faz.*

Mandíbula e Boca

1 Fique em pé ou sentado em uma posição confortável.

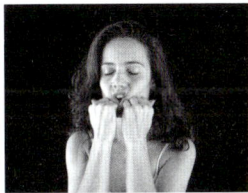

2 Coloque ambas as mãos em punho.

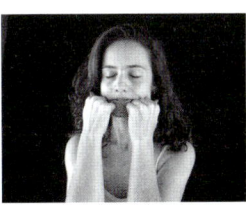

3 Coloque as juntas dos dedos de ambas as mãos em cada lado do maxilar inferior.

4 Massageie a borda do queixo com as juntas dos dedos no nível dos dentes.

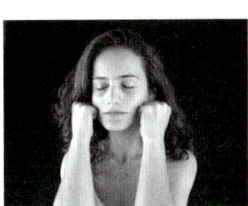

5 Comece na ponta do queixo e trabalhe em direção à cabeça.

6 Continue a massagear, levando as juntas dos dedos até os lóbulos das orelhas e massageie os ossos da face.

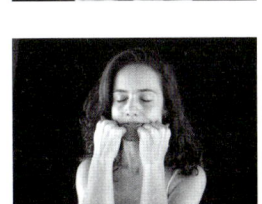 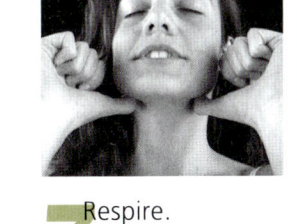

7 Respire.

8 Com os polegares, massageie suavemente abaixo das bordas do queixo, começando no nível das orelhas e retornando para o queixo.

9 Respire ininterruptamente.

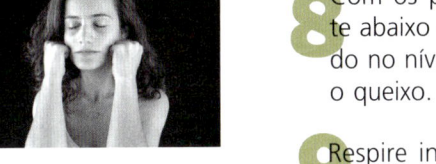

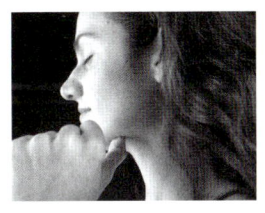 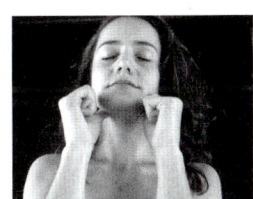 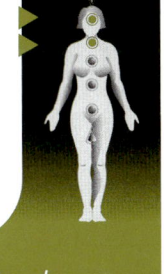

Energia & Consciência *Conservamos muitas emoções de nossa primeira infância nesta região. Os músculos do maxilar inferior são ativados quando o bebê começa a mamar. É na mandíbula que se encontra energia bloqueada. As palavras que surgem geralmente são "Não", ou "Não quero". Ou é tristeza que você sente? Conceda a si mesmo um momento para entrar em contato com seus sentimentos. O que você sente ao fazer este exercício?*

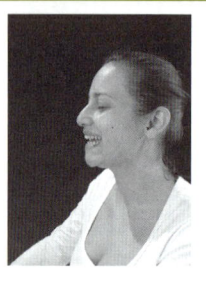 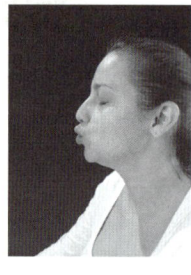

7 Depois, comece a pronunciar a letra E. Emitir o som da letra E irá fazer com que os seus lábios mudem naturalmente do posicionamento contraído para a posição de um sorriso forçado e amplo.

8 Tão logo tenha conseguido pronunciar a letra E, continue a fazê-lo durante alguns segundos.

9 Agora, pronuncie alternadamente as letras E e U. Ao fazer isso, os seus lábios irão se mover para a frente, contraindo-se, passando depois para uma posição de sorriso forçado.

10 Divirta-se com o alongamento e a música que você está criando. Brinque, mudando a intensidade do som. Inocentemente!

1 Fique em pé ou sentado confortavelmente.

2 Com os olhos fechados, concentre a atenção no seu rosto.

3 Observe quaisquer pontos em que exista tensão, dormência ou apenas uma sensação "normal" em seu rosto, em sua boca ou em sua garganta.

4 Respire profundamente 3 ou 4 vezes.

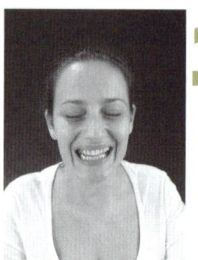

11 Retorne lentamente a uma expressão facial confortável.

12 Repita 2 ou 3 vezes.

13 Como parecem agora o seu rosto, a sua boca e a sua garganta? Você sente vontade de cantar?

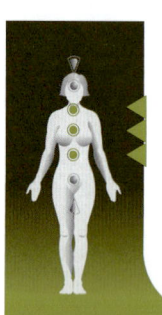

5 Lentamente, comece a contrair os lábios para a frente. Ao fazer isso, pronuncie a letra U. Isso ajudará a alongar os seus lábios tanto quanto possível, criando um longo canal pelo qual passa o som, ou o que às vezes chamamos de fazer beicinho.

6 Continue a emitir o som da letra U durante alguns segundos.

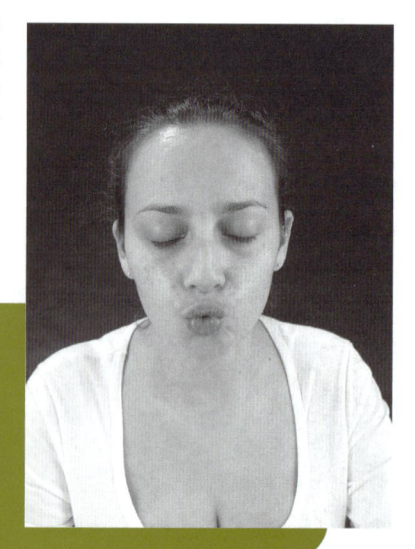

Energia & Consciência *Os músculos de sua mandíbula e de seus lábios estão relaxados e se movimentam facilmente ou estão tensos e rígidos? Sente dificuldade para pronunciar algumas palavras, para gritar ou falar alto? É capaz de relaxar? Mudando os músculos do rosto de uma contração labial para um sorriso modifica o que você está sentindo? Ao praticarmos este exercício, torna-se cada vez mais claro que a postura de nosso corpo pode influenciar nosso estado de espírito e vice-versa.*

Mandíbula e Boca

1 *Lave as suas mãos* antes de iniciar este exercício.

2 Fique em pé ou sentado em uma posição confortável.

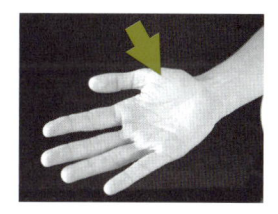

3 Coloque o Monte de Vênus – a parte carnuda e macia entre o polegar e o pulso – de sua mão DIREITA ou ESQUERDA dentro de sua boca.

4 Comece a sugar, mastigar ou morder.

5 Tente variar a intensidade da sucção, da mastigação ou da mordida.

6 Respire normalmente.

7 Deixe passar algum tempo e repita o exercício tantas vezes quantas quiser.

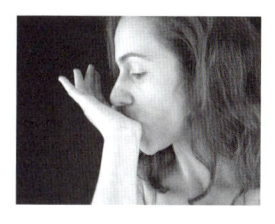

8 Observação: Preste atenção aos seus sentimentos durante este exercício. Eles se modificam desde o momento que você coloca a mão dentro da boca até quando a retira? *Eles vão desde o desprazer e a repulsa até à boa sensação de que isso gera muita calma e muito lhe agrada?*

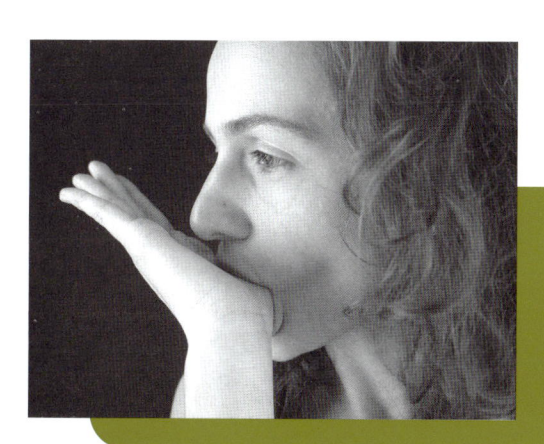

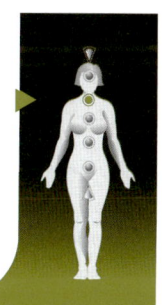

Energia & Consciência *Este exercício ajuda a abrir o quinto chakra, que utilizamos para nos afirmar e falar com sinceridade. Ele também pode dar muito alívio, ser muito revigorante e nos ajudar a relaxar. Era isso o que fazíamos quando estávamos nos primeiros anos de vida e que nos consolava e satisfazia. Nós o estimulamos a praticar este exercício quando sentir necessidade.*

8. Olhos e Cabeça

Nossos olhos e nossa cabeça retêm uma enorme quantidade de tensão. Observando o número de pessoas que usam óculos ou lentes de contato, podemos dizer, sem consultar um oftalmologista, que mais da metade delas o fazem por causa dos músculos estressados. Da mesma forma, não precisamos perguntar a um neurologista para saber que a dor de cabeça incomoda milhões de pessoas todos os dias. Mais uma vez, o stress é uma das principais causas desse tormento. A massagem é uma maneira maravilhosa de liberar o stress, e nos exercícios seguintes você pode comprovar isso, aprendendo modos de massagear e também de estimular e liberar o stress acumulado em seus olhos e em sua cabeça. Dê um presente a si mesmo. Você o merece.

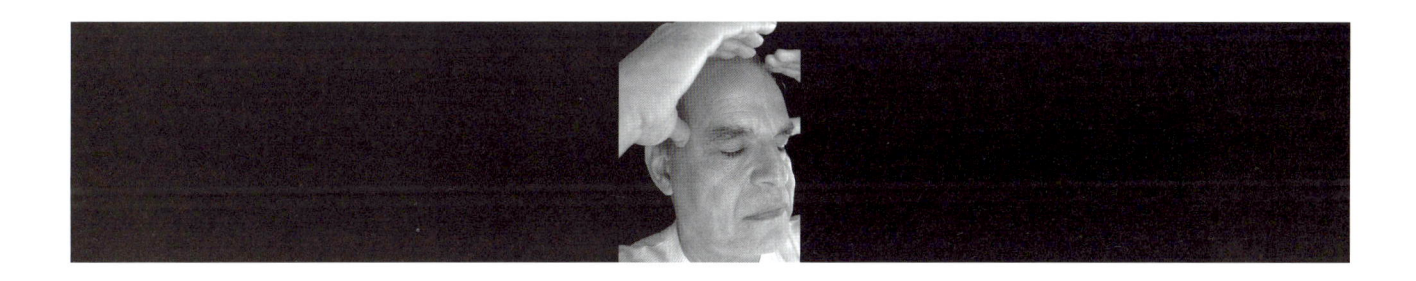

MASSAGEM NAS TÊMPORAS
EXAME DO CORPO COM A IMAGINAÇÃO
LIBERAÇÃO DA TENSÃO DOS OLHOS
ESTIMULAÇÃO DO COURO CABELUDO
O ESPELHO
AMPLIANDO O RAIO DE VISÃO
O OVO COZIDO

1 Escolha uma posição confortável em pé ou sentado.

2 Respire profundamente algumas vezes.

3 Relaxe os ombros.

4 Coloque seus polegares sobre suas têmporas. Comece a massagear as têmporas enquanto respira profundamente.

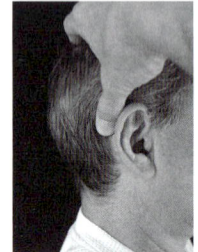

5 Continue a massagear, deslocando os polegares por cima das orelhas e para trás da cabeça, chegando até os occipitais.

6 Respire.

7 Desloque os polegares para a extremidade traseira do crânio, incline o queixo para a frente para um melhor posicionamento das mãos e dos dedos e massageie a extremidade do crânio com a ponta dos polegares.

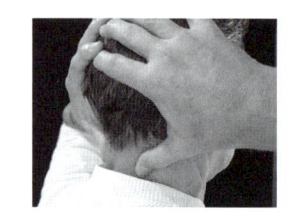

8 Respire natural e continuamente.

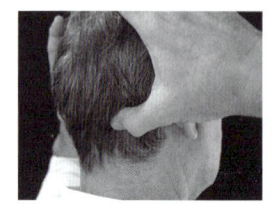

9 Agora, desça para o pescoço e massageie cada lado dele com as juntas dos dedos.

10 Respire profundamente 4 vezes.

11 Relaxe a cabeça e sinta a energia começando a fluir.

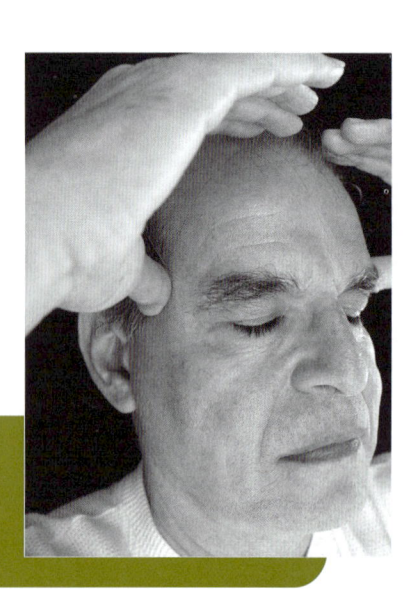

Energia & Consciência *Este exercício está subordinado ao tema "Cuidar de si mesmo". Há muitas coisas simples que podemos fazer para nos sentirmos bem. Pense desta forma: Estou cuidando de mim mesmo porque mereço ser bem cuidado.*

Olhos e Cabeça

1 Escolha uma posição confortável em pé, sentado ou deitado.

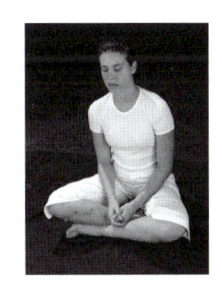

2 Respire profundamente 5 vezes.

3 A cada respiração, imagine a tensão em seu corpo sendo liberada para dentro da terra.

4 Relaxe.

5 Examine mentalmente o seu corpo da cabeça aos pés.

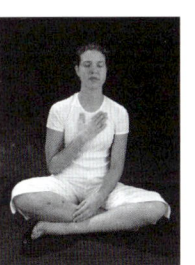

6 Preste atenção no que está sentindo. Quais são as partes do seu corpo que você acha que estão menos tensas? Mais tensas? Que partes você não consegue ou não deseja observar?

7 Comece a tentar descobrir a genética de seu corpo, as raízes biológicas. De que modo o meu corpo manifesta essas raízes? Onde vejo a minha mãe em meu corpo? Onde está o meu pai? (Inclua outras influências, como a dos avós, dos irmãos, etc.). De que maneira você manifesta essas influências em seu corpo, em seu coração e em sua mente?

8 Respire profundamente.

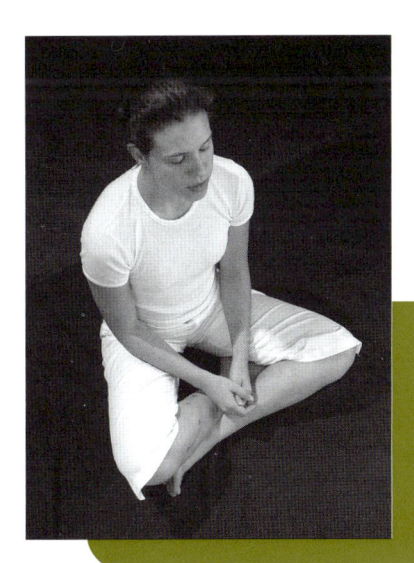

9 Ponha a sua mão DIREITA sobre seu coração e faça *A Pulsação da sua Vida* descrita na seção Exercícios Energéticos do Peito deste livro.

10 Complete este exercício respirando profundamente 5 vezes.

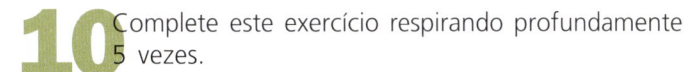

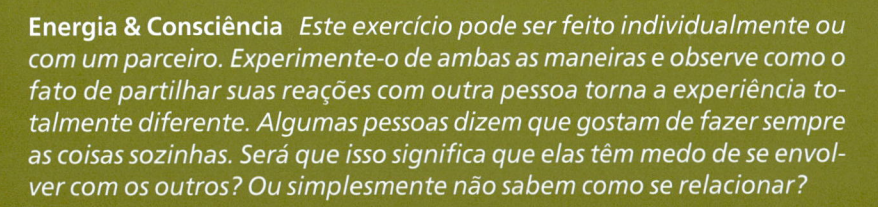

Energia & Consciência *Este exercício pode ser feito individualmente ou com um parceiro. Experimente-o de ambas as maneiras e observe como o fato de partilhar suas reações com outra pessoa torna a experiência totalmente diferente. Algumas pessoas dizem que gostam de fazer sempre as coisas sozinhas. Será que isso significa que elas têm medo de se envolver com os outros? Ou simplesmente não sabem como se relacionar?*

1 Escolha uma posição confortável em pé ou sentado.

2 Respire normalmente.

3 Concentre sua atenção nos olhos.

4 Coloque as pontas dos polegares em cima da borda interior da órbita, abaixo das sobrancelhas – esta região localiza-se no canto superior direito e esquerdo da órbita, perto da parte superior do nariz.

5 Pressione firmemente enquanto respira.

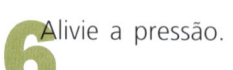

6 Alivie a pressão.

7 Pressione novamente.

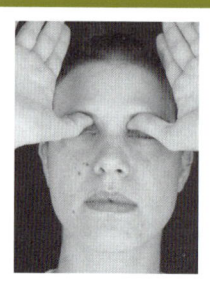

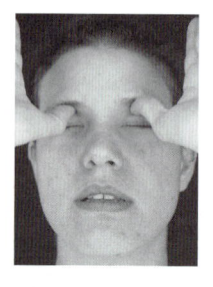

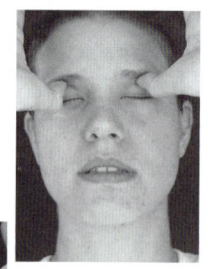

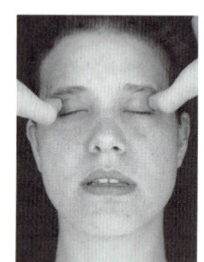

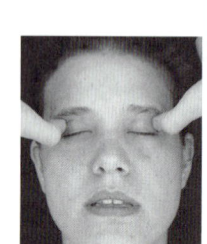

8 Repita tantas vezes quantas quiser.

9 Depois, pressione enquanto contorna a borda supra-orbitária paralela à sobrancelha.

10 Respire continuamente a partir do abdome.

11 Quando terminar de contornar a borda supra-orbitária, respire 2 ou 3 vezes e relaxe.

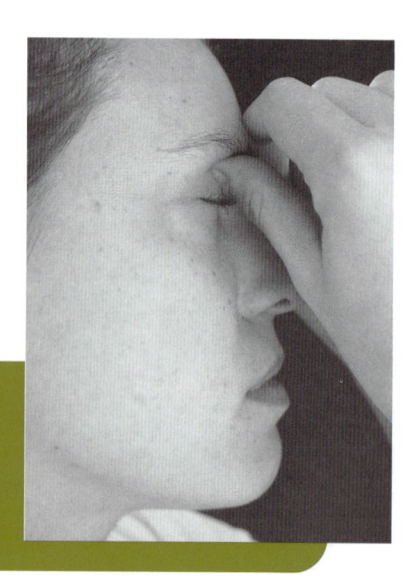

Energia & Consciência *Geralmente, não sabemos que estamos sentindo tensão. Ela vai se acumulando pouco a pouco, e nos adaptamos a ela. Somente quando relaxamos conscientemente é que sentimos a tensão sendo removida de nosso corpo. Você pode fazer este exercício na hora que quiser durante todo o dia.*

1 Escolha uma posição confortável em pé ou sentado.

2 Com as pontas dos dedos, massageie lentamente o couro cabeludo, começando dos lóbulos frontais em direção à nuca.

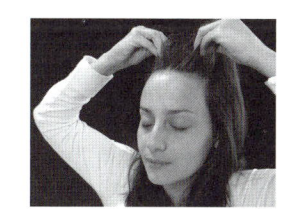

4 Agora retorne para os lóbulos frontais com seus dedos e comece a puxar suavemente os cabelos pelas raízes a fim de estimular os folículos capilares.

3 Faça uma pausa.

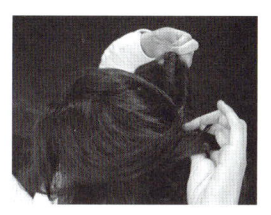
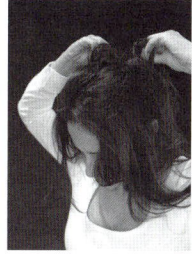
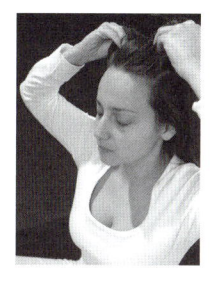

5 Percorra toda a cabeça, massageando simultaneamente com ambas as mãos e puxando suavemente o couro cabeludo e o cabelo.

6 Para completar a massagem, passe os dedos vigorosa e aleatoriamente através dos cabelos, como se os estivesse lavando.

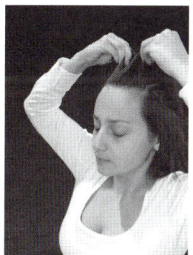

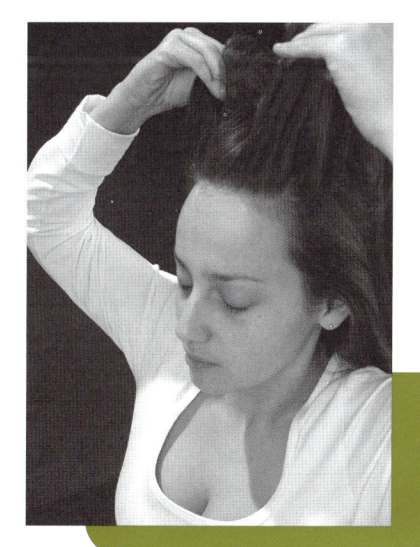

Energia & Consciência *Como você acha que está a sua energia agora? Talvez você sinta um formigamento ou um fluxo de energia estimulante. Esta breve massagem pode mudar as coisas quando você está indisposto. Ela pode aliviá-lo e ajudá-lo a relaxar. Pode dar mais clareza ao seu pensamento.*

1 Fique em pé de frente para o seu parceiro.

2 Os pés paralelos um ao outro e afastados na largura dos ombros. Os joelhos ligeiramente dobrados. Os quadris confortavelmente suportados pelas pernas. O abdome relaxado, como o resto da parte superior do corpo. O rosto naturalmente voltado para a frente.

3 Coloque as palmas das suas mãos de encontro às de seu parceiro, na altura do peito.

4 Fique em contato com os olhos com o seu parceiro e mantenha a respiração num ritmo natural e constante durante todo o exercício.

5 Escolham quem irá comandar o exercício. A pessoa escolhida será o PARCEIRO A. O PARCEIRO B irá seguir o PARCEIRO A.

6 O PARCEIRO A começa a se movimentar lentamente, enquanto o PARCEIRO B o acompanha, reproduzindo seus movimentos.

7 Inicialmente, os movimentos do PARCEIRO A serão simples para tornarem-se gradativamente mais criativos e elaborados. Ele deve manter um ritmo lento para que o PARCEIRO B possa acompanhá-lo.

8 O PARCEIRO A comanda o exercício durante 3 minutos.

9 Troquem o comando.

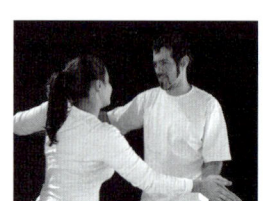

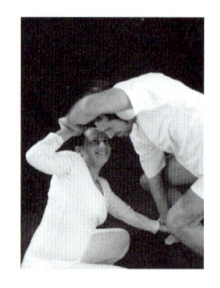

10 O PARCEIRO B movimenta-se lentamente, enquanto o PARCEIRO A o acompanha, reproduzindo seus movimentos.

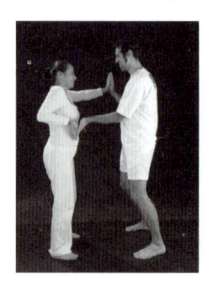
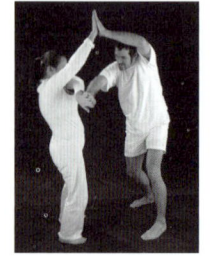

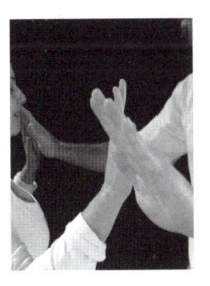

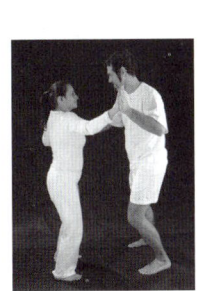

11 Inicialmente, os movimentos do PARCEIRO B serão simples para tornarem-se gradativamente mais criativos e elaborados. Ele deve manter um ritmo lento, para que o PARCEIRO A possa acompanhá-lo.

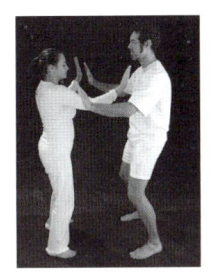 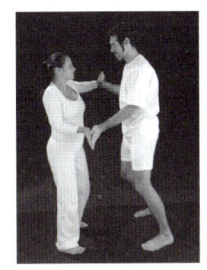 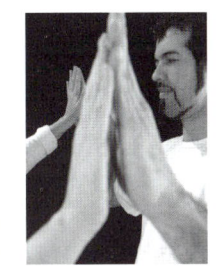 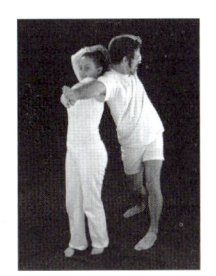

12 O PARCEIRO B comanda o exercício durante 3 minutos.

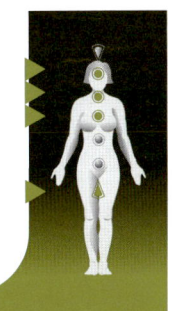

13 Quando sentir que o exercício torna-se muito fácil, tente acompanhar o parceiro com seus olhos fechados.

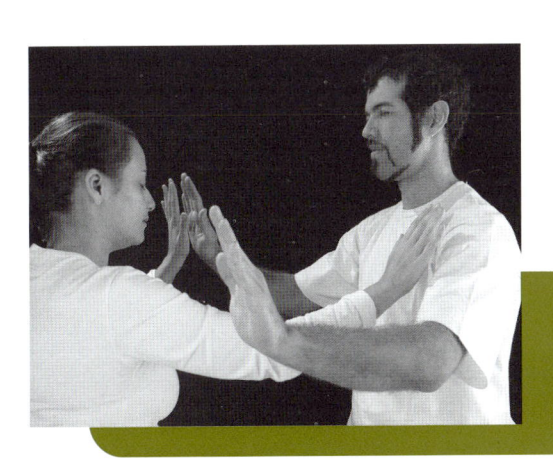

Energia & Consciência *Você vai descobrir que pode acompanhar a atividade com os olhos fechados e que pode sentir a energia. Magnífico! De que modo você pode utilizar essa capacidade? O que essa porta poderá abrir na sua vida?*

1 Escolha uma posição confortá-vel em pé ou sentado.

2 Fixe sua atenção nos olhos.

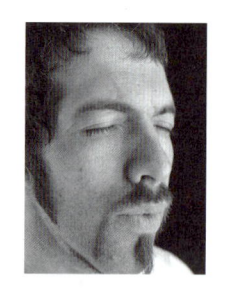

3 Feche firmemente ambos os olhos.

4 Prenda a respiração e man-tenha os olhos fechados por alguns segundos.

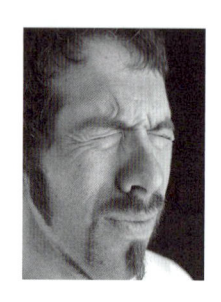

5 Gradualmente, abra os olhos e libere a respiração.

6 Respire 3 ou 4 vezes.

7 Com a parte superior do corpo voltada para a frente e firme, desloque os olhos lentamente para o lado DIREITO, até o máxi-mo que puder, sem movimentar o tórax.

8 Continue a respirar normalmente.

9 Mantenha os olhos na posição extrema durante 10 segundos.

10 Gradualmente volte a olhar para a frente.

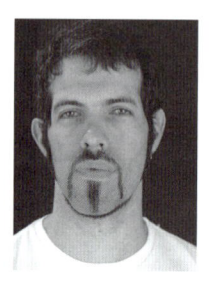

11 Respire profundamente 2 vezes.

12 Mantenha a parte superior do corpo, os ombros e o abdome tão relaxados quanto possível duran-te todo o exercício.

13 Repita o movimento dos olhos para o lado ESQUERDO.

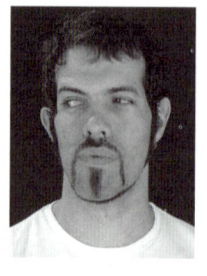 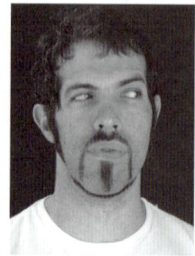

14 Olhando para a frente, eleve gradativamente os olhos para cima, em direção ao teto. Gire-os tanto quanto for possível, como se quisesse olhar para trás e para dentro.

15 Mantenha seus olhos na posição extrema durante 10 segundos.

16 Retorne à posição anterior, olhando para a frente.

17 Abaixe os olhos, em direção ao chão e depois como se fosse olhar para dentro.

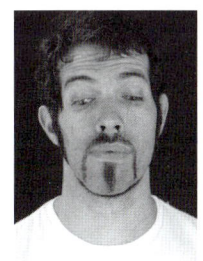 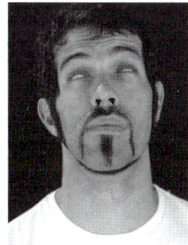

18 Mantenha os olhos na posição extrema durante 10 segundos.

19 Repita esta seqüência 2 ou 3 vezes.

20 Respire profundamente 2 vezes. Como está sua visão agora?

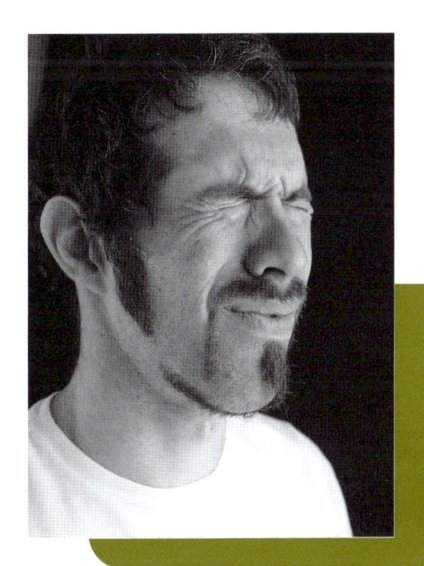

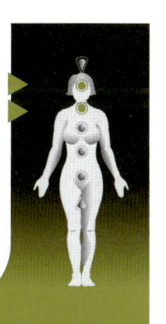

Energia & Consciência *Este exercício relaxa os olhos e libera a tensão acumulada. O raio de visão humana é de 160 a 180 graus, incluindo a visão periférica. Quanto desse raio você utiliza? Quanto do que acontece à nossa volta não tomamos conhecimento, nem sequer vemos? Este exercício gerará mais energia para este segmento que é também o centro do raciocínio. Talvez ele vá estimular uma maior clareza mental.*

1 Fique em pé ou sentado confortavelmente e focalize sua atenção em seus olhos.

2 Esfregue as palmas das mãos uma na outra até aquecê-las.

3 Coloque as palmas das mãos sobre ambos os olhos fechados.

4 Deixe que o calor relaxe seus olhos.

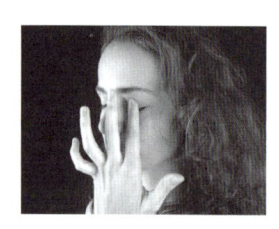

5 Massageie lentamente o seu globo ocular no sentido anti-horário com seu dedo indicador.

6 Faça com que a massagem dissolva qualquer tensão para que o olho não pareça um ovo cozido.

7 Massageie lentamente um olho de cada vez.

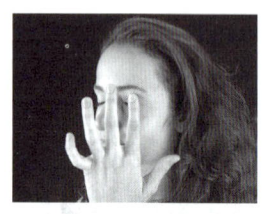

8 Coloque novamente as palmas das mãos sobre os seus olhos.

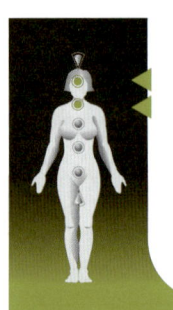

9 Observação: Massageie seus olhos de 2 a 3 vezes durante o dia, mantendo um ritmo natural de respiração.

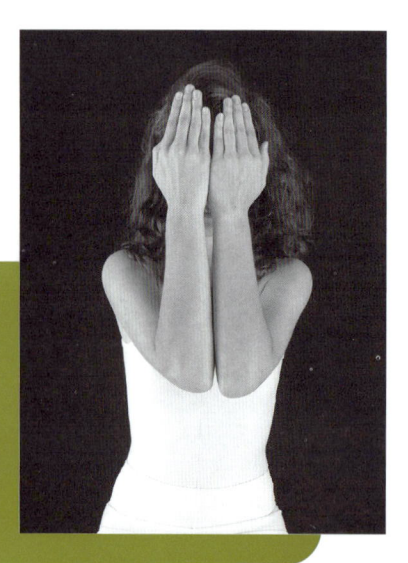

Energia & Consciência *Esta massagem diminui a tensão acumulada no globo ocular, suavizando e relaxando-o. Os músculos dos olhos tornam-se insensíveis porque temos a tendência de utilizar os olhos não como um órgão receptivo, e sim como um órgão que agride. Diz-se que os olhos são a porta da alma. Estamos permitindo que outras pessoas vejam a nossa alma? Ou as estamos excluindo? Ao relaxarmos os olhos, estamos aumentando nossa percepção. O que isso lhe parece?*

9. Todo o Corpo

Você já fez os Exercícios Energéticos focando em diferentes segmentos do corpo. Agora tem a oportunidade de executar os exercícios a seguir, que irão integrar completamente todo o seu corpo. Você terá também a chance de partilhar os exercícios com outras pessoas e vivenciar isso como um grupo, se preferir. Muitos desses exercícios irão dar oportunidade para que a sua vivacidade aflore, bem como a sua tranqüilidade e bondade natural. Disponha-se a descobrir mais sobre quem você é.

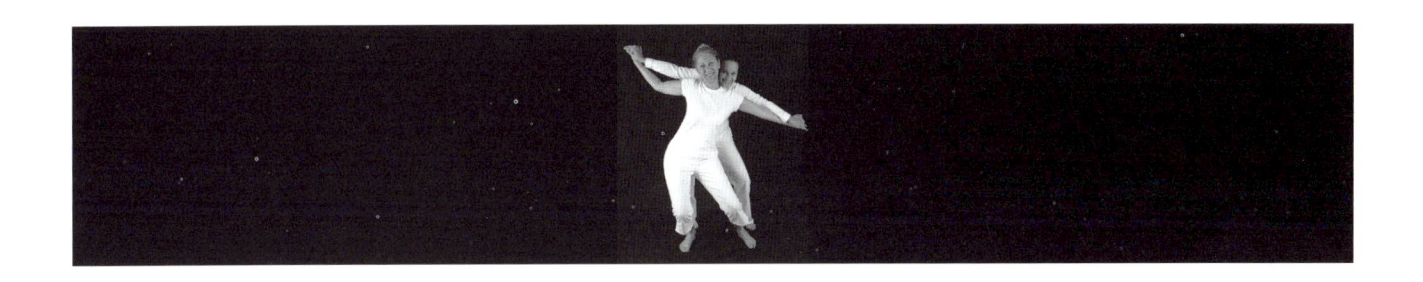

EQUILÍBRIO
LIBERAÇÃO DA TENSÃO CORPORAL
ROLAMENTO DO CORPO
ACESSO DE FÚRIA
ACESSO DE FÚRIA DIFERENTE
MEDITAÇÃO SOBRE UMA PESSOA AMADA
O NÚMERO OITO
AGITAÇÃO TOTAL
EXPLOSÃO TOTAL DO CORPO
CONTATO ESTIMULANTE
SINTONIA – COSTAS COM COSTAS
ESPAÇO DA ALEGRIA

1 Em pé, com os pés afastados a uma distância confortável, paralelos um ao outro.

2 Joelhos levemente dobrados. Quadris confortavelmente suportados pelas pernas. O abdome relaxado, como o resto da parte superior do corpo.

3 A cabeça naturalmente voltada para a frente.

4 Braços relaxados em cada lado do corpo.

5 Estire o braço DIREITO para a frente, devendo ficar paralelo ao chão. A palma da mão voltada para baixo.

6 Levante vagarosamente a perna ESQUERDA para trás, o mais alto possível. Mantenha a perna DIREITA reta.

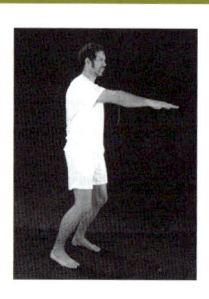

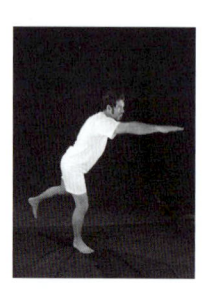

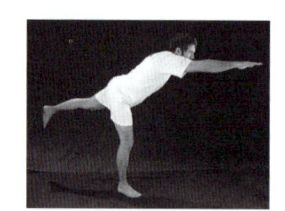

7 O braço ESQUERDO permanece ao lado do corpo.

8 Mantenha os olhos focalizados nas costas de sua mão DIREITA.

9 Permaneça nesta posição, respirando normalmente, enquanto conta até 10.

10 Alterne as pernas.

11 Estire o braço ESQUERDO para a frente do corpo, ao mesmo tempo em que eleva a perna DIREITA para trás o máximo possível.

12 Mantenha os olhos focalizados nas costas de sua mão ESQUERDA.

13 Repita esta seqüência 3 ou 4 vezes.

14 Observe como o seu equilíbrio melhora à medida que você repete este exercício.

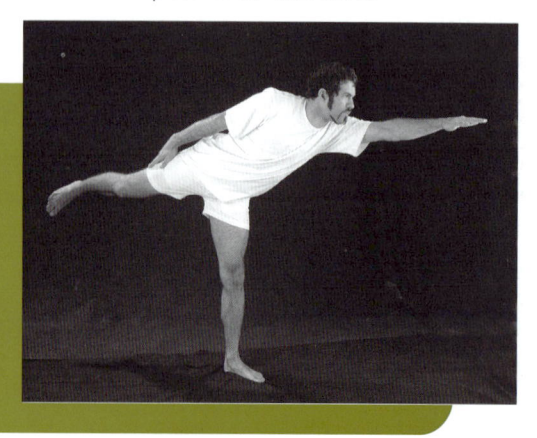

Energia & Consciência *Nosso sistema de equilíbrio é importante por inúmeras razões que têm a ver com nossa saúde e principalmente com nosso bem-estar. Aperfeiçoar e melhorar esse sistema são uma necessidade para nos mantermos saudáveis. Nosso corpo nos envia mensagens quando estamos fora de equilíbrio. Quando somos sensíveis a essas mensagens, podemos respondê-las. Quando as ignoramos ou não sentimos que uma mensagem está sendo enviada, o custo para a nossa saúde e para nosso bem-estar pode ser alto. Vamos procurar ser equilibrados em nossa vida diária.*

1 Deite-se confortavelmente no chão.

2 Respire profundamente 3 vezes.

3 Relaxe seu corpo.

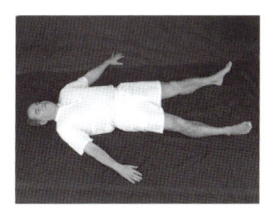

4 Imediatamente, tensione todo o corpo, contraindo as solas e os dedos dos pés, os tornozelos, as panturrilhas, os joelhos, as coxas, as nádegas, o abdome e seus órgãos, o diafragma, o tórax, os braços, as mãos, os ombros, o pescoço, a garganta, a boca, os dentes, a língua, as narinas, o rosto, os olhos, a cabeça e até seus pensamentos.

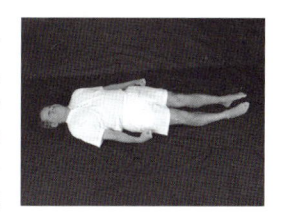

5 Prenda a respiração.

6 Retenha-a até atingir o *Ponto de Saturação*.

7 Solte-a.

8 Relaxe todos os músculos simultaneamente e deixe sair o ar inspirado com um sonoro "Ah".

9 Relaxe nessa posição de 2 a 4 minutos.

10 Repita.

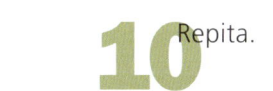

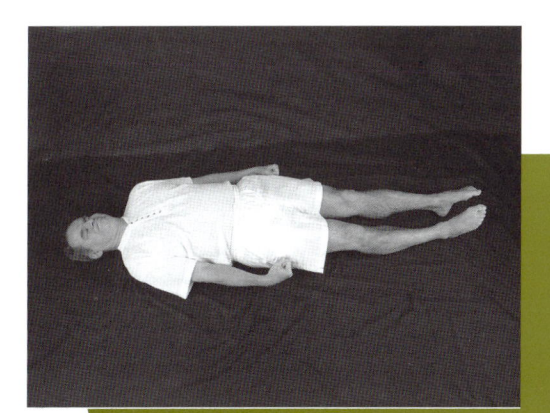

Energia & Consciência *Isso se assemelha ao que acontece quando inconscientemente provocamos tensão em nosso corpo, embora o façamos pouco a pouco. Agora podemos sentir como isso ocorre quando o fazemos conscientemente. Gosta do modo como ele se sente? Se não, observe quando você está tenso e deliberadamente relaxe o seu corpo. Assim você tem uma opção, seja para livrar-se disso ou para manter a tensão.*

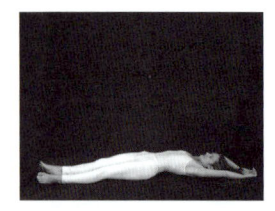

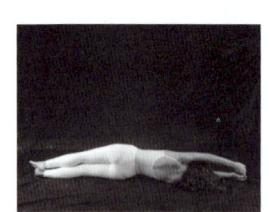

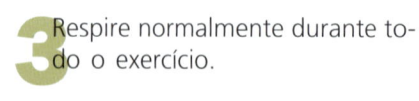

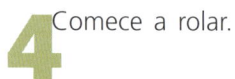

1 Você vai precisar de um espaço livre no chão para poder realizar este exercício.

2 Deite-se no chão, de barriga para cima, com os braços estendidos nos lados da cabeça.

3 Respire normalmente durante todo o exercício.

4 Comece a rolar.

5 Role lentamente. Role mais depressa.

6 Role algumas vezes para a DIREITA ou para a ESQUERDA.

7 Deixe a respiração, as risadas e as lágrimas fluírem.

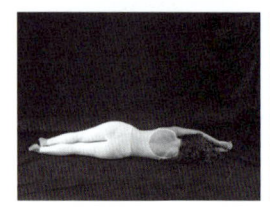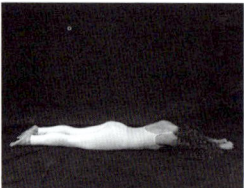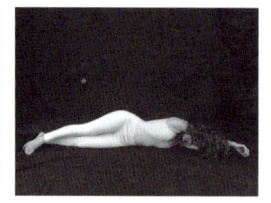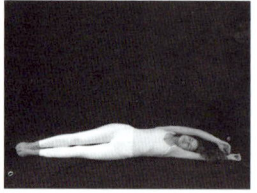

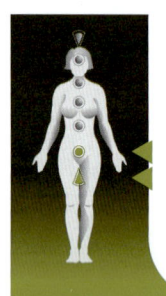

9 Observação: Se este exercício estiver sendo feito por um grupo, todos os que estiverem participando devem ficar deitados em uma fila, enquanto um participante rola para o mais distante possível do grupo. Todos do grupo devem fazer isso. Assegure-se de que os participantes que tenham feito o rolamento fiquem deitados com o rosto para baixo.

8 Desfrute a sensação do corpo em contato com o chão.

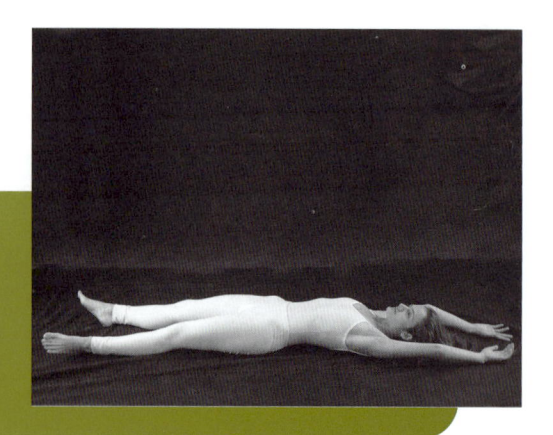

Energia & Consciência *Esta é uma oportunidade para sentir diversas partes de seu corpo em contato com o chão de uma maneira divertida. É também uma oportunidade para permitir que a força cinética o impulsione, harmonizando-se a você a cada rolamento. Evoque a criança que existe dentro de si e faça com que ela saia e venha se divertir.*

1 Fique em pé, com os pés afastados na largura dos ombros e paralelos um ao outro.

2 Joelhos levemente dobrados. Quadris confortavelmente suportados pelas pernas.

3 Abdome relaxado, da mesma forma que o resto da parte superior do corpo.

4 Rosto naturalmente voltado para a frente. Olhos fechados.

5 Comece a, alternadamente, levantar e bater os calcanhares DIREITO e ESQUERDO no chão.

6 Aumente a velocidade e a intensidade.

7 Inclua os braços.

8 Balance a cabeça de um lado para o outro, como se estivesse dizendo NÃO.

9 Pare quando sentir que não pode mais suportar o *Acesso de Fúria*.

10 Fique em pé, com os joelhos dobrados.

11 Deixe o corpo vibrar de alto a baixo.

12 Os braços pendentes nos lados.

13 Respire naturalmente. Ao expirar, emita um suspiro.

14 Pouco a pouco, abra os olhos.

15 Observação: Este exercício também pode ser feito deitado. Ficando deitado sobre um colchão, os tornozelos, os braços e as mãos em punho, irão ritmicamente bater no colchão, enquanto a cabeça se movimenta com vigor de um lado para outro.

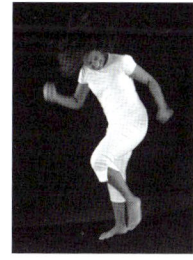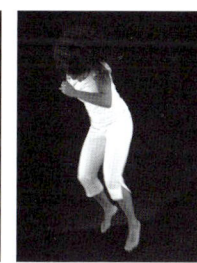

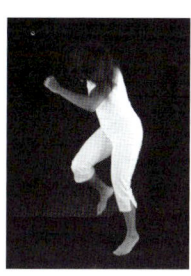

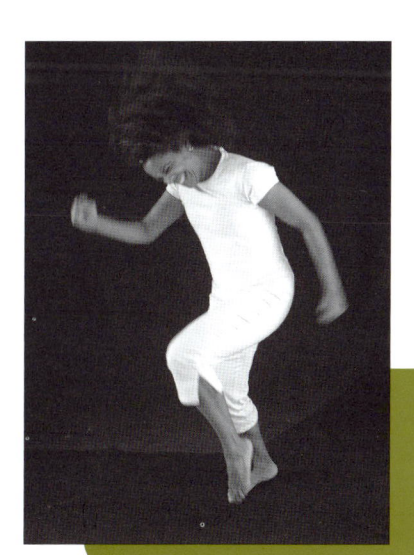

Energia & Consciência *Uma vez que percebemos que podemos dizer "NÃO", percebemos que também podemos dizer "SIM". Isso é simples. Geralmente, dizer vigorosamente "NÃO' faz com que a energia se dissipe, e "SIM" está bem perto disso. Descobrimos que a vida não é tanto uma questão de preto e branco, uma vez que há diferentes matizes do arco-íris.*

1 Você vai precisar de uma almofada ou travesseiro que se encaixe em seu colo para fazer este exercício.

2 Sente-se confortavelmente com uma almofada no colo.

3 Os pés devem ficar juntos colocados no chão.

4 Respire fundo algumas vezes.

5 Deixe escapar um suspiro na expiração.

6 Coloque as suas mãos em punho.

7 Comece a socar a almofada no colo.

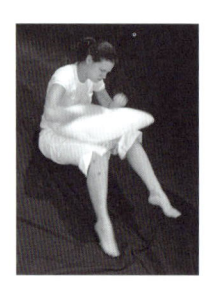

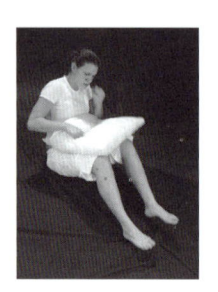

8 Ao mesmo tempo que esmurra a almofada, bata os pés no chão.

9 A cada batida de pé, emita o som de "Ah".

10 Aumente a velocidade e a intensidade dos socos.

11 Retorne lentamente à posição inicial, ficando sentado.

12 Respire profundamente, emitindo um suspiro.

13 Descanse durante 2 minutos e deixe o seu corpo relaxar.

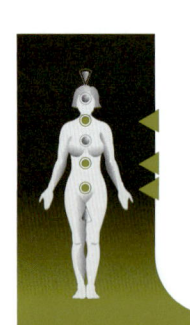 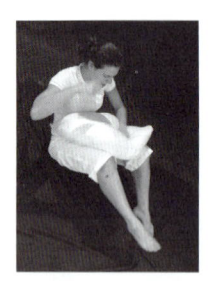 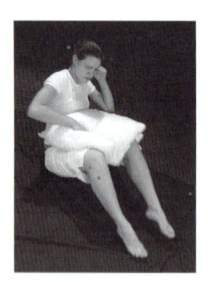 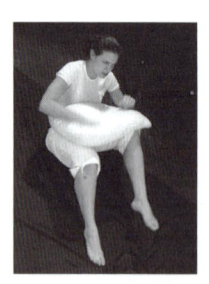

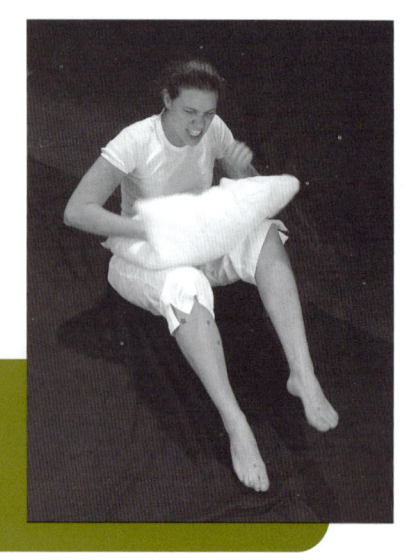

Energia & Consciência *Este é um bom exercício para movimentar nossa energia. Quando estamos predispostos a esmurrar ou vociferar, certamente nossa energia está entravada. Isso pode ser mudado simplesmente movimentando-a. Nossa predisposição muda ao movimentarmos nosso corpo e nossa energia. Experimente-o!*

1 Escolha uma posição confortável, em pé ou sentado.

2 Feche os olhos.

3 Respire tranqüilamente.

4 Coloque sua mão direita sobre o coração.

5 Sintonize-se com as batidas do coração.

6 Respire.

7 Sorria, porque você existe e tem amor em seu coração.

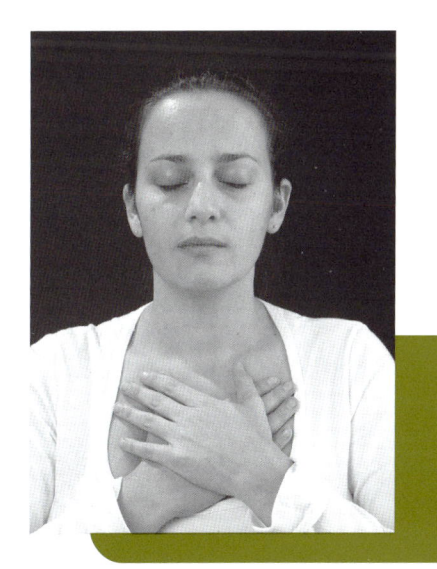

8 Comece a atrair a presença da Pessoa Amada para sua mente, para seu coração e para a energia que o cerca.

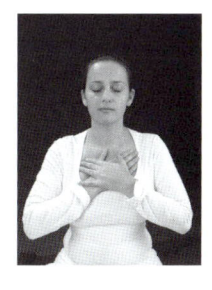 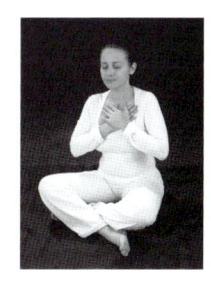

9 Sinta sua Pessoa Amada em seu coração.

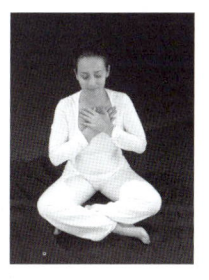 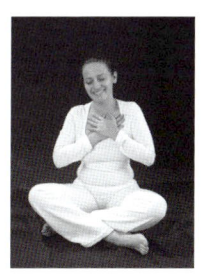

10 Há calor, fervor, beleza e profunda alegria preenchendo o silêncio.

11 Todo o universo está diante de si.

12 Observe o seu corpo.

13 Onde você sente a presença de sua Pessoa Amada além de na sua mente? Sente-a em seu peito? No seu estômago, em sua pélvis, onde? O que acha disso?

14 Perceba a presença do amor no seu coração e a maneira como sente a sua Pessoa Amada.

15 Medite e envie à sua Pessoa Amada todos os seus pensamentos e sentimentos, para que cheguem até o coração dela com esta meditação.

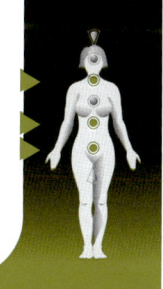

Energia & Consciência *Você pode se livrar de sua inibição e começar a fazer este exercício? Tente seguir exatamente as orientações. Sinta a suavidade. Você necessita de uma imaginação vívida e precisa acreditar que isso pode ser real. Ao mesmo tempo, você está fazendo isso com o núcleo de seus sentimentos e não com sua mente. Como você se sente? Percebe algumas novas possibilidades para si mesmo?*

1 Fique em pé, com os pés paralelos um ao outro, afastados na largura dos ombros.

2 Joelhos levemente dobrados. Quadris confortavelmente suportados pelas pernas.

3 Abdome relaxado, da mesma forma que o resto da parte superior do corpo.

4 Rosto naturalmente voltado para a frente.

5 Olhos suave e agradavelmente fechados.

6 Respire natural e ininterruptamente durante todo o exercício.

7 Esfregue as mãos uma na outra até aquecê-las.

8 Coloque as palmas das mãos aquecidas sobre a testa.

9 Desloque lentamente as mãos para baixo, num toque contínuo e acariciante pela frente do corpo.

10 Comece a fazer esse deslocamento para baixo nesta seqüência: pela testa, orelhas, olhos, nariz, boca, pescoço, ombros, peito, caixa torácica, abdome, pélvis, coxas, joelhos, parte frontal das pernas, tornozelos, frente e dedos dos pés.

11 Com o mesmo toque lento, contínuo e acariciante, prossiga a partir dos dedos dos pés, subindo pelo corpo, começando pelos calcanhares, panturrilhas, por trás dos joelhos e coxas, e nádegas.

12 Atinja o máximo que puder de suas costas.

13 Passe as palmas das mãos em torno da barriga, e suba para o peito, a caixa torácica e os ombros.

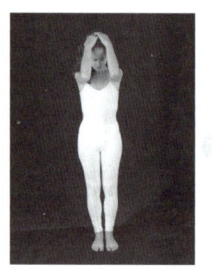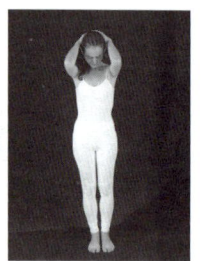

14 Quando chegar ao pescoço, mova as palmas das mãos para trás da cabeça e suba, passando por cima do topo da cabeça.

15 Baixe os braços e as mãos para os lados do corpo para descansar.

16 Respire profundamente 5 vezes.

17 Fique imóvel e sinta a pulsação da vida em seu corpo.

18 Abra os olhos lentamente. Saúde a vida.

19 Observação: Se você tiver dificuldade para atingir os pés, dobre um pouco mais os seus joelhos. No fim, você deverá acariciar seus braços.

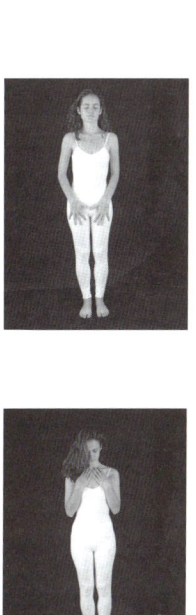
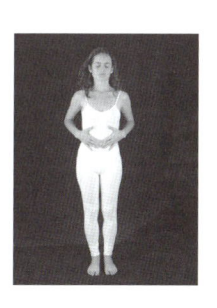
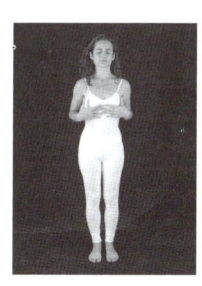
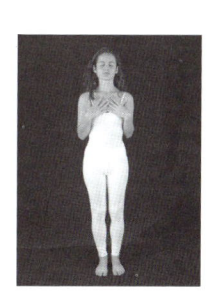
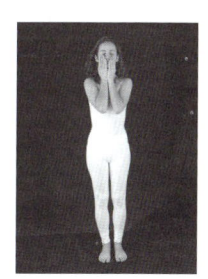
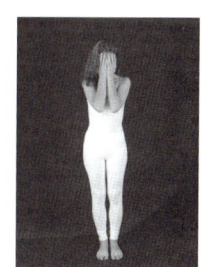

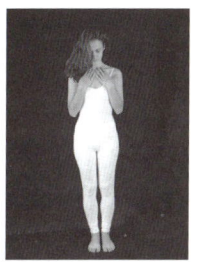
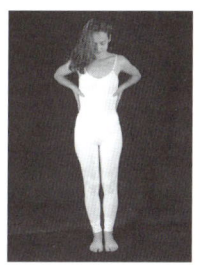
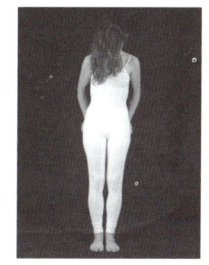
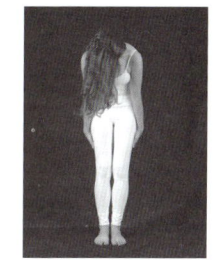
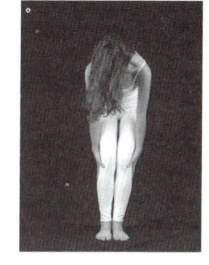
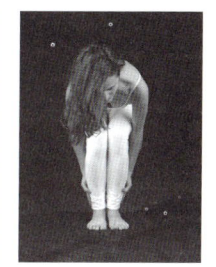

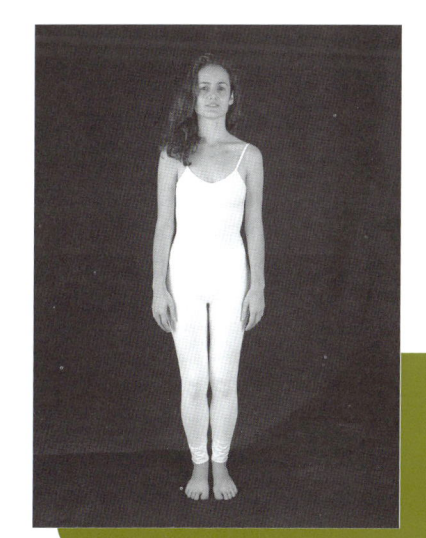
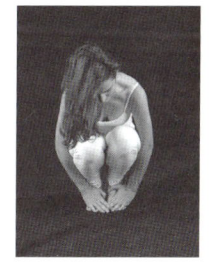
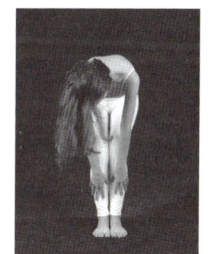
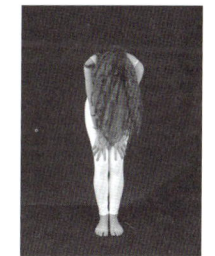
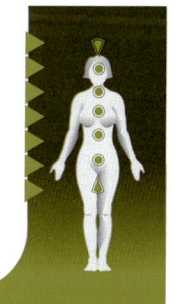

Energia & Consciência   *Ao fazer o exercício do Número Oito, com suas mãos movimentando-se por cima de todo o corpo, você irá perceber que não há um ponto final para esse número. O início de uma parte funde-se com o contorno do próximo número oito. Ele se assemelha ao símbolo da eternidade. Experimente-o!*

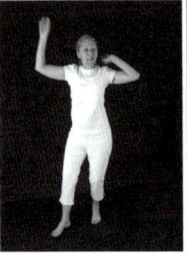 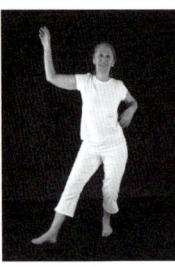 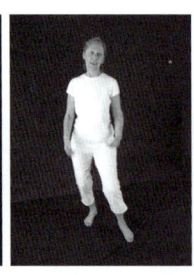 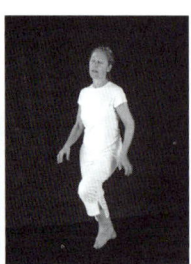

1 Posicionado em pé, comece a agitar o seu corpo.

2 Faça com que todo o seu corpo fique flexível enquanto ele se agita de cima a baixo.

3 A cabeça deve ficar relaxada, voltada para a frente.

4 Respire com alegria.

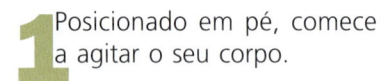
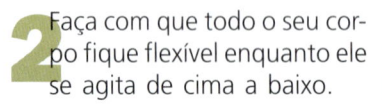

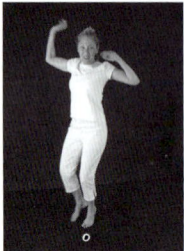 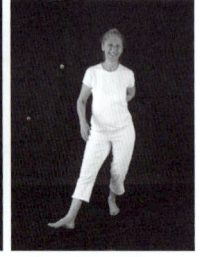

5 À medida que relaxa os dedos dos pés, os pés, os tornozelos, as pernas, a pélvis, o peito, os braços, os ombros, o pescoço, a cabeça e a boca, libere a voz em um contínuo som de "Ah".

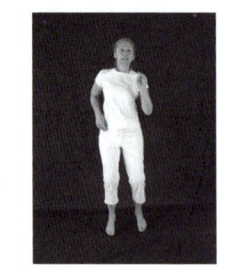

6 Abra o peito e deixe que a respiração venha do abdome.

7 Enquanto se agita, pense e expresse esses pensamentos para todos os que estão à sua volta: *"Quero viver!", "Quero me comunicar", "Quero expressar meus sentimentos, sentir e deixar que tudo que está dentro de mim flua e seja conhecido por todos", "Decidi partilhar a minha vida".*

8 Depois de se agitar, deite-se lentamente ou permaneça em pé, com os joelhos levemente dobrados, enquanto o corpo vibra naturalmente.

9 Respire profundamente e sinta o prazer que está inundando o seu corpo.

10 Essa é uma atitude POSITIVA para com a VIDA!

11 Sorria e vibre!

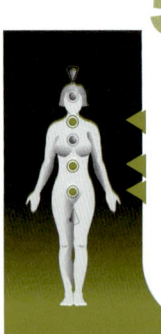

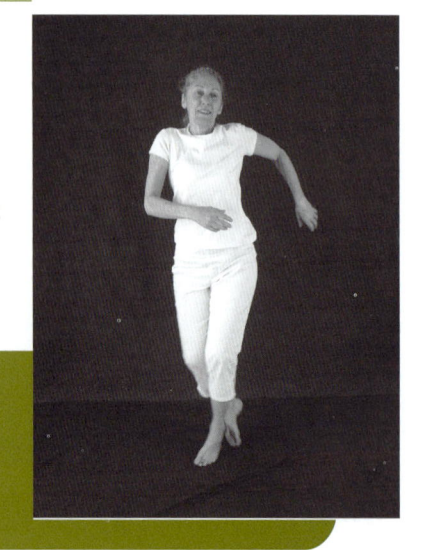

Energia & Consciência *Quando energizamos totalmente o nosso corpo, essa condição nos ajuda a ter uma atitude positiva. Uma atitude positiva para com a vida. As ondas de energia que fluem através e ao redor de nós podem remover a tristeza e a negatividade, e fazer com que algo novo entre em cena, se isso for o que você deseja.*

Todo o Corpo

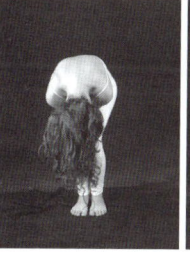 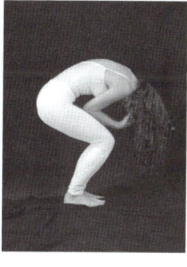 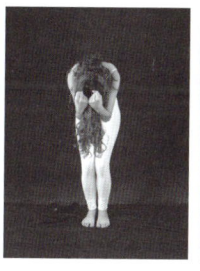 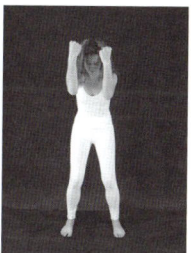

1 Fique em pé, com os pés afastados na largura dos ombros e paralelos um ao outro.

2 Joelhos levemente dobrados. Quadris confortavelmente suportados pelas pernas.

3 Abdome relaxado, da mesma forma que o resto da parte superior do corpo.

4 Rosto naturalmente voltado para a frente.

5 Braços erguidos em direção ao teto.

6 Olhos fechados.

7 Respire profundamente 3 vezes.

8 Prenda a respiração e tensione todos os músculos da cabeça até os dedos dos pés.

9 À medida que o corpo torna-se totalmente tenso, ele se contrai e assume a posição fetal, com a cabeça e os braços curvados, embora ainda permaneça em pé com os joelhos dobrados.

10 Permaneça nessa posição até que atinja *O Ponto de Saturação.*

11 Ao atingi-lo, "exploda", ou seja, distenda-se totalmente.

12 Estire os braços e as pernas para os lados, ficando em pé.

13 O peito é impelido para a frente e a cabeça para cima.

14 Os olhos são totalmente abertos.

15 Solte a respiração com UM forte e sonoro som de "Ah".

16 Sinta a vibração e a expansão do corpo e a tensão sendo liberada.

17 Desfrute a liberdade da momentânea ausência de gravidade.

18 Retorne à posição inicial em pé.

19 Repita 2 ou 3 vezes.

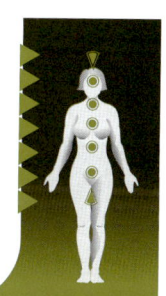

Energia & Consciência *Este exercício irá energizar todo o seu corpo. Ele também irá dar-lhe a oportunidade para aumentar conscientemente a sua capacidade de manter a tensão sob controle. Sua tensão será elevada, mas você a controlará. Se você pode controlar sua tensão quando ela estiver alta, pode optar por liberá-la, "explodir" e relaxar. Este é um exercício que nos faz sentir muito poder. Este é um exercício que nos proporciona muita capacidade de controle. Geralmente, quando "explodimos" com raiva, isso acontece automaticamente. Aqui, temos a oportunidade de realizar esse movimento intencional e conscientemente. Você pode observar como aumentar a sua tolerância à tensão e permitir a si mesmo descarregá-la pode ser útil em suas interações do dia-a-dia?*

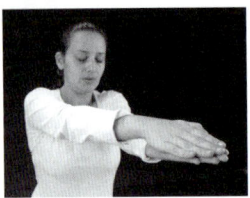 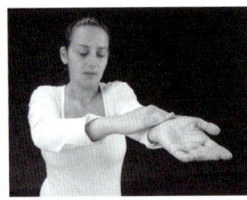 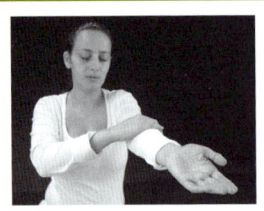 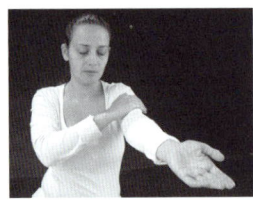 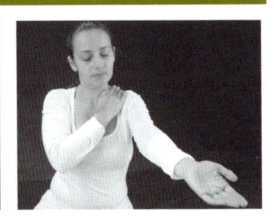

1 Escolha uma posição confortável em pé ou sentado.

2 Ponha a palma de sua mão DIREITA em cima da palma de sua mão ESQUERDA.

3 Toque a sua mão ESQUERDA delicada e lentamente.

4 Leve a sua consciência e a sua energia para cada lugar com o qual a sua mão estiver em contato.

5 Desloque a palma de sua mão DIREITA para cima da mão ESQUERDA.

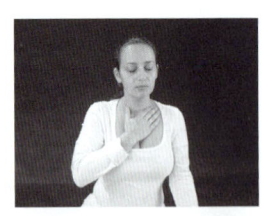

6 Faça algumas pausas enquanto percorre o braço ESQUERDO com a palma da mão e por cima do coração.

7 Acaricie a pele, à medida que sua mão DIREITA se desloca ao longo do braço.

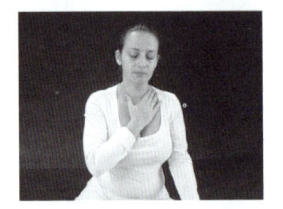

8 Troque as mãos.

9 A palma da mão ESQUERDA passa por cima do braço direito.

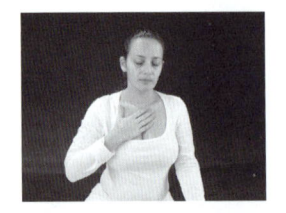

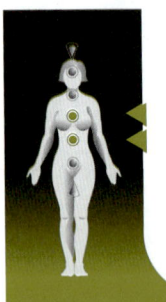

10 Repita o exercício 3 ou 4 vezes em cada braço.

11 Sinta essas partes do seu corpo sendo energizadas e estimuladas.

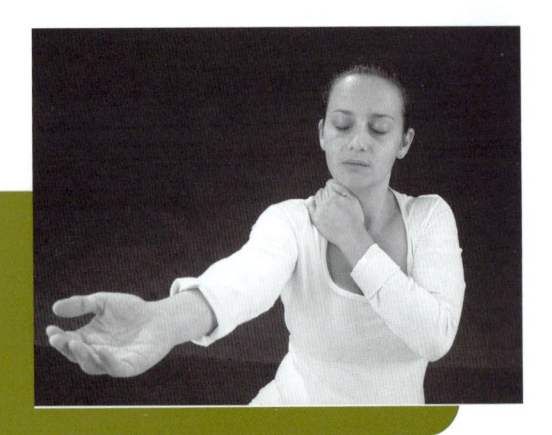

Energia & Consciência *Quando concentramos nossa atenção em alguma coisa, levamos consciência e energia para ela. Esses componentes dão vida ao objeto de nossa atenção. Isso se aplica ao nosso braço esquerdo, a qualquer outra parte de nosso corpo, e até aos nossos sentimentos, aos nossos pensamentos, desejos e objetivos pessoais.*

1 Escolha uma posição confortável em pé ou sentado.

2 Verifique se pode exercer o controle do seu corpo.

3 Como a sua energia está fluindo?

4 Uma vez tendo constatado uma conscientização de que está no controle de seu corpo, aproxime-se de seu parceiro.

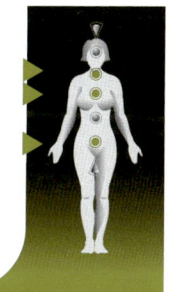

5 Fique em pé ou sentado, costas com costas, sentindo a si mesmo, e então entrando em sintonia com seu parceiro.

6 Respire e absorva a presença do seu parceiro.

7 Afaste-se gradualmente.

8 Verifique se pode sentir e manter o contato consigo mesmo e com seu parceiro de exercício.

9 Observação: Você pode escolher conectar-se com seu parceiro de modo que possa tentar sintonizar-se com os sentimentos e pensamentos dele. No fim deste exercício, ambos podem partilhar e comparar observações sobre o que assimilaram um do outro.

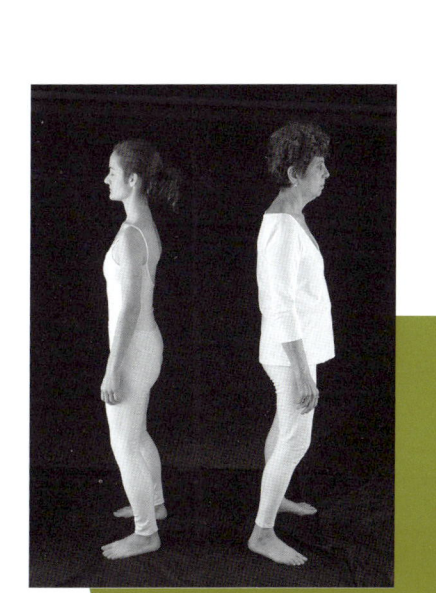

Energia & Consciência *Esta é uma oportunidade básica para entrar em contato consigo mesmo, conectar-se com outra pessoa e sentir a sua individualidade embora conectado. Ou, em outras palavras, estar consciente de seu sistema energético quando está sozinho e quando está na companhia de outra pessoa, e depois se afastar para ficar novamente sozinho. De uma maneira ou de outra, fazemos isso muitas vezes na vida. Você irá permitir-se fazer isso agora? Você está consciente de que seu corpo físico e energético está se expandindo?*

1 Peça ao grupo que se espalhe confortavelmente no aposento.

2 O grupo é convidado e estimulado a se conectar, a fim de gerar e manifestar com seus corpos a sua capacidade total de trazer alegria e prazer para esse aposento.

3 Pergunte ao grupo: *De que maneira vocês irão expressar a sua alegria?*

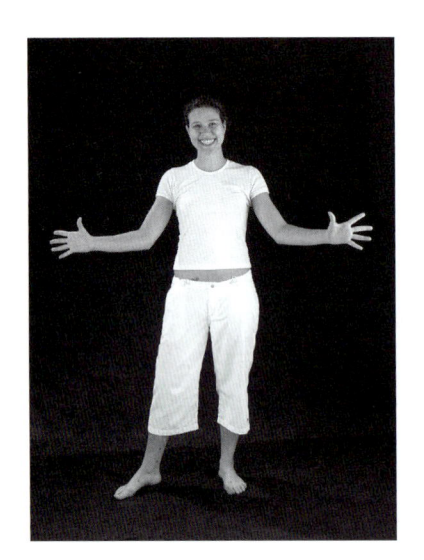 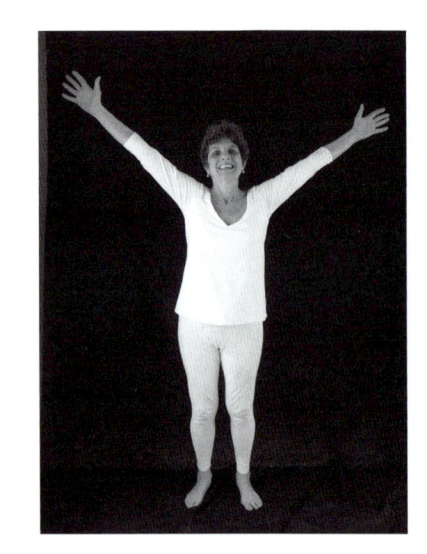

4 Deixe que as pessoas manifestem-se por si mesmas pelo tempo e com a criatividade que desejarem.

5 Estimule-as a explorar o seu espaço exterior, o seu corpo e as pessoas, bem como o próprio espaço interior de pensamentos, imagens e emoções.

6 Que quantidade de prazer podemos manifestar? Estamos nos permitindo expressar a nossa mais profunda e maior alegria?

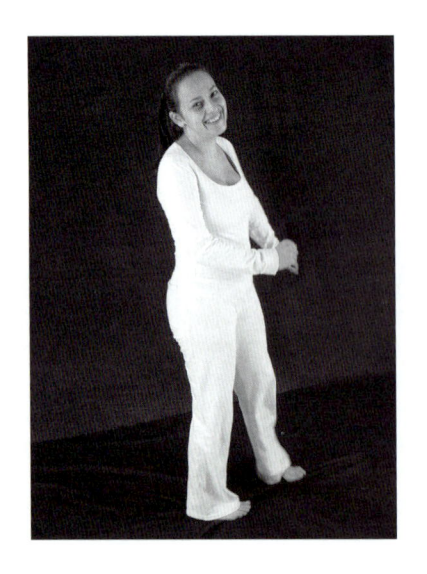 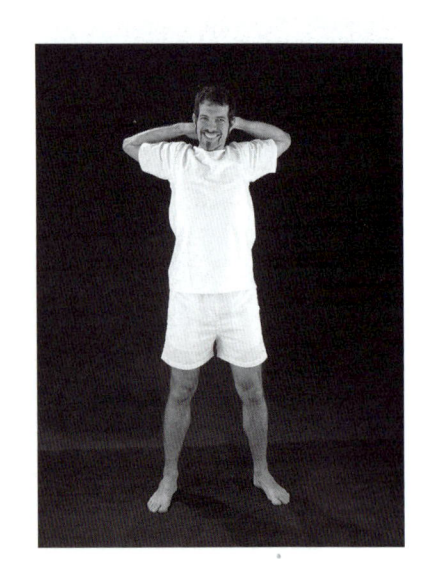

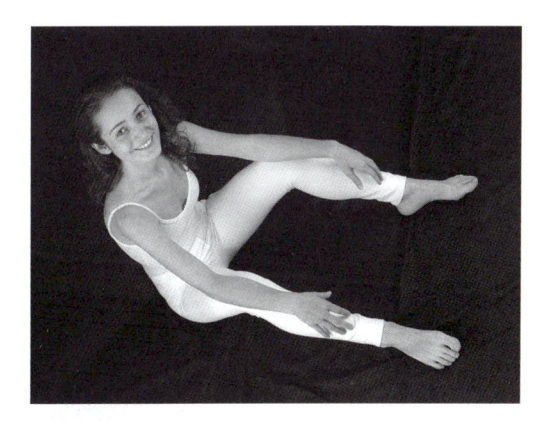

7 O que acontece depois de "chegarmos ao fundo do nosso poço de prazer"? Para onde iremos a partir daí?

8 Observe o que acontece ao seu corpo, à sua mente e às suas emoções. O que você tem vontade de fazer agora, depois de descobrir uma maneira de manifestar sua total capacidade de alegria e prazer?

9 Partilhem em duplas e depois com todo o grupo.

10 Observação: Você pode optar por um fundo musical para acompanhar essa verificação.

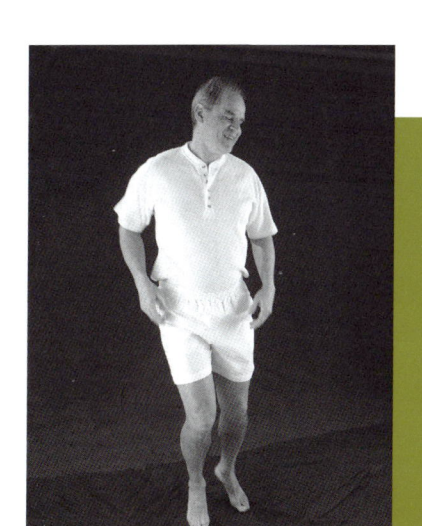

Energia & Consciência *Após este exercício, você deve começar a sentir-se constrangido, e a alegria que você foi capaz de sentir por algum tempo começa a se desvanecer. O sorriso ainda pode estar em seu rosto, embora a alegria que ele irradia não esteja mais presente. Após a realização deste exercício, o seu corpo, que estava livre e solto, energizado, saudável, pode começar a se contrair. Seus pensamentos começam a se concentrar em seu íntimo, e uma sensação de tristeza, lágrimas e saudade podem vir à tona. Acolha com aceitação e carinho os seus sentimentos, pensamentos e anseios neste momento. O ciclo natural da vida inclui tanto a descontração que o prazer provoca quanto a contração para a integração e o aprofundamento do contato com nosso ser. Isso irá fornecer a base que nos possibilita manter e partilhar outra expansão de prazer e alegria.*

Modelo de Programa Individual
19 exercícios

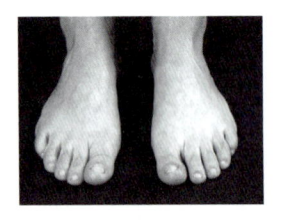

Flexão dos dedos dos pés
PÉS E TORNOZELOS
pág. 31

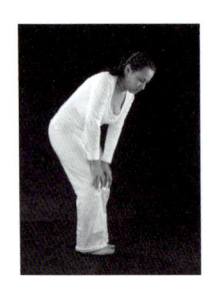

Aquecimento dos joelhos
COXAS E PERNAS
pág. 41

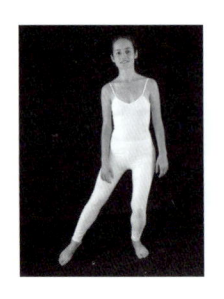

Deslocamento do peso
PÉS E TORNOZELOS
pág. 29

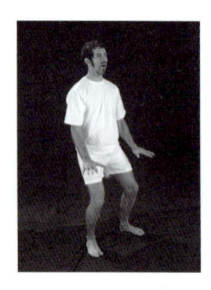

Toque de tambor
COXAS E PERNAS
pág. 42

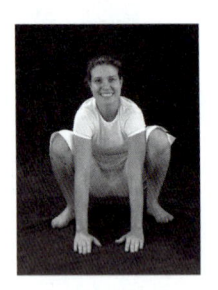

O sapo
PÉLVIS E ABDOME
pág. 53

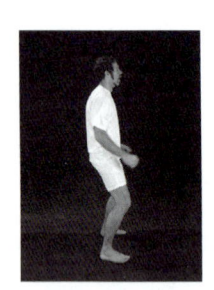

Impulsão da pélvis
em pé
PÉLVIS E ABDOME
pág. 50

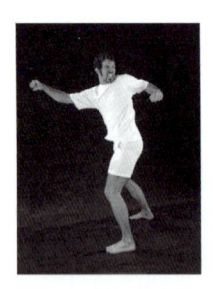

"Saia das minhas costas"
PEITO
pág. 63

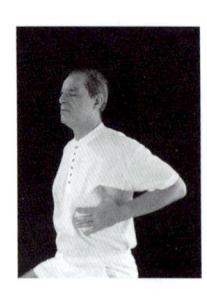

Expansão da
caixa torácica
PEITO
pág. 69

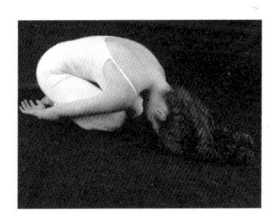

O coração acima
da cabeça
PEITO
pág. 66

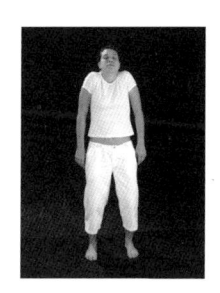

Alongamento do
ombro até a orelha
BRAÇOS E OMBROS
pág. 83

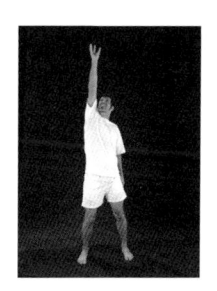

Sedimentando o
seu desejo
BRAÇOS E OMBROS
pág. 89

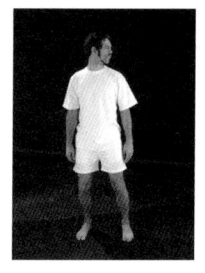

Rotações do pescoço
PESCOÇO E
GARGANTA
pág. 94

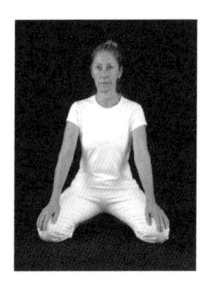

O leão
PESCOÇO E
GARGANTA
pág. 92

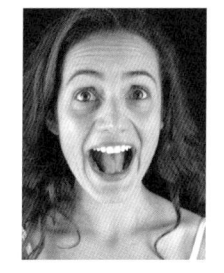

Expressões faciais
(uva passa e azeitona)
MANDÍBULA E BOCA
pág. 104

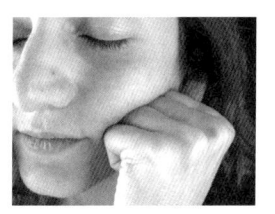

Massagem da mandíbula
MANDÍBULA E BOCA
pág. 107

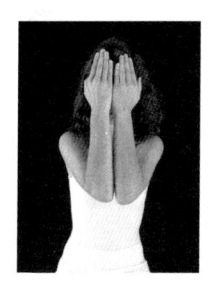

O ovo cozido
OLHOS E CABEÇA
pág. 120

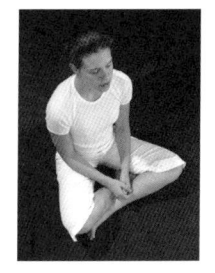

Exame do corpo
com a imaginação
OLHOS E CABEÇA
pág. 113

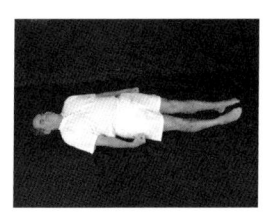

Liberação da tensão corporal
TODO O CORPO
pág. 123

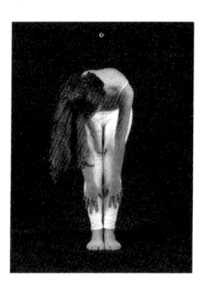

O número oito
TODO O CORPO
pág. 128

O que é Core Energetics?

Core Energetics – Origem e perspectiva – Passado e presente

Wilhelm Reich (1897 – 1957) foi um discípulo e membro do círculo de amizade de Sigmund Freud. Reich pode ser chamado de pai da Medicina Energética. Dois dos mais dedicados discípulos de Wilhelm Reich foram os doutores Alexander Lowen e John C. Pierrakos. Eles desenvolveram métodos de trabalho com energia, bloqueios, respiração e a blindagem do corpo ou sistema de defesa que é conhecido hoje em dia como análise bioenergética.

Lowen e Pierrakos também estabeleceram um conceito conhecido como *estabilização ou grounding* para o seu trabalho corporal. Estar estabilizado significa permanecer consciente de uma maneira que possamos perceber e sentir nossa energia e nossa força. Estar estabilizado também significa que podemos nos fortalecer não apenas fisicamente, mas, da mesma forma, mental e espiritualmente. Isso direciona nossa percepção para o fato de que estamos conectados à terra, à fonte de nossa energia, bem como ao Espírito, a fonte de nossos anseios e de nossa satisfação. Lembro-me de uma determinada ocasião em uma aula do Dr. Pierrakos, na qual ele partilhava conosco algumas de suas experiências como um jovem estudante de medicina que chegara recentemente a Nova York, vindo da Grécia. Ele atribuiu o seu sucesso na faculdade de medicina aos exercícios respiratórios que aprendera com Reich, bem como aos exercícios físicos para ajudá-lo a se estabilizar e fortalecer seu sistema energético.

Alguns anos mais tarde, em sua profissão de psiquiatra, Dr. Pierrakos descobriu a dimensão espiritual do seu trabalho. Foi então que criou o Institute of Core Energetics. O objetivo da Core Energetics é integrar corpo, mente, volição e espírito. Desse modo, a Core Energetics desenvolve a capacidade de amar e de curar. A dimensão espiritual surge de um conjunto de conhecimentos que foram fornecidos por Eva Broch Pierrakos em uma série de conferências de 1957 a 1979, conhecido como *Pathwork.*

A Core Energetics é uma abordagem integrada para trabalhar com o crescimento e a evolução da pessoa como um todo. É direcionada ao corpo e une energia e consciência. O fluxo de nossa energia vital provém de nosso Âmago, que é a essência de quem somos. Essa energia flui na saúde e é bloqueada na doença. Os bloqueios são desarmônicos e não podem responder às necessidades do organismo. O trabalho da pessoa em Core Energetics é ficar consciente da nossa resistência à viver a vida em sua plenitude, ao desejo de desobstruir os bloqueios energéticos. Este é o objetivo dos exercícios contidos neste livro.

Portanto, a Terapia Corporal pode ser um profundo e poderoso processo terapêutico. Ela ensina que a essência da vida é o amor e o prazer. Quando a energia negativa, que é na verdade energia deformada, como medo e ira, é mantida em nosso corpo físico e energético, nossa saúde física e mental pode estar ameaçada. Isso acontece porque refreamos, tolhemos ou não reconhecemos nossos sentimentos, que ficam, então, fisicamente mantidos em nosso corpo, em nossos tecidos e em nossas células. Fazemos isso, contraindo inconscientemente nossos músculos, o que, por sua vez, aumenta a tensão, bloqueando os sentimentos para que eles não possam fluir livremente através do corpo. A liberação desses bloqueios emocionais, das defesas e dos sistemas de crenças por meio do trabalho corporal restaura a energia e a consciência para a pessoa. Essa liberação cria a possibilidade de uma maior realização na vida.

A Core Energetics também trata da separação entre a mente, o coração e a pélvis, o que tem a ver com nossa sexualidade. Realizados conscientemente, os exercícios podem fornecer um método para nos revelar todos os nossos problemas referentes à intimidade e aos relacionamentos, tratando também do enorme problema da sexualidade que nossa sociedade parece estar sofrendo pelo fato de separar o coração de nossa sexualidade.

O Dr. Pierrakos acreditava que a medicina moderna esqueceu a verdadeira fonte da saúde. Em sua busca por essa fonte, ele descobriu a energia vital do Âmago (*Core*), ou a Essência que se manifesta em nosso corpo e em nossa vida como prazer, alegria e amor. Foi a partir desse lugar, o Âmago, que ele trabalhou apaixonadamente com seus clientes, treinou terapeutas e viveu a sua vida.

Anatomia da energia

Sob um ponto de vista histórico, a energia eletromagnética que envolve o corpo e o sistema de *chakras* já era conhecida em muitas civilizações, como a Grécia, o Egito e a Índia, há milhares de anos. Algumas tradições citam seis *chakras* e muitas dizem que existem sete *chakras* principais. Estamos trabalhando com sete *chakras* neste manual. Os *chakras* parecem mais rodas giratórias. No passado, muitos curandeiros e xamãs podiam vê-los ou senti-los, mas as pessoas comuns não tinham essa capacidade. Hoje em dia, há escolas de cura que ensinam aos seus estudantes maneiras de perceber, ver e sentir os *chakras*. Os *chakras* são importantes porque, à medida que cada um gira, gera energia que se mescla com a energia gerada pelos outros *chakras* para criar o campo eletromagnético, que também é chamado de aura. A liberação e a quantidade de energia que é produzida pelos *chakras* relacionam-se diretamente com nossa saúde física, mental e emocional. Por essa razão, esse sistema é extremamente importante.

Podemos dizer que cada *chakra* tem um ponto de vista próprio, isto é, cada uma tem uma maneira diferente de perceber energeticamente a realidade. Se percebermos a realidade conforme o primeiro *chakra*, ela será sentida fisicamente; do ponto de vista do segundo *chakra*, a realidade será percebida totalmente em um plano emocional. Se percebermos a realidade através do terceiro *chakra*, ela será decididamente mental, que é a maneira pela qual a maioria do mundo ocidental verdadeiramente vê a realidade.

Os sete *chakras* principais estão localizados ao longo de um eixo paralelo à coluna vertebral. Cinco dos sete *chakras* possuem um *chakra* da frente e um *chakra* das costas. Podemos denominar A a frente, e B as costas. Do segundo ao sexto, os *chakras* estão ligados entre si. Há também 21 *chakras* menores nas costas e na frente do corpo.

Podemos considerar também os *chakras* do ponto de vista dos três seguintes focos: *Razão*, *Vontade* e *Emoção*. Os *chakras* da frente constituem nosso centro Emocional. Os *chakras* das costas constituem o nosso centro da Vontade; e o sexto *chakra*, tanto A quanto B, e o sétimo *chakra* compõem o nosso centro da Razão.

Nossos *chakras* servem para vitalizar nosso corpo. Eles interagem com a energia essencial da vida, e cada um deles opera na própria realidade energética, em conexão com os sistemas endócrino e nervoso. Dessa forma, eles estão diretamente envolvidos com a saúde bem como com as doenças. Uma das maneiras através da quais eles nos mantêm saudáveis é que, quando estamos fazendo estes exercícios, estamos alimentando energeticamente nosso sistema glandular. Cada *chakra* alimenta uma determinada glândula endócrina em nosso corpo, de acordo com Barbara Brennan, autora do livro

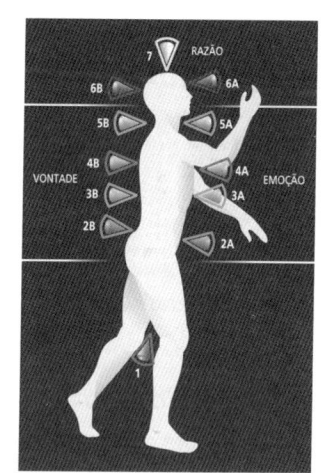

Chakras da frente e das costas e os Três Centros

Hands of Light; (Mãos de Luz). O primeiro *chakra* alimenta as supra-renais; o segundo alimenta as gônadas; o terceiro, o pâncreas; o quarto, o timo; o quinto, a tireóide; o sexto, a pituitária; e o sétimo, a pineal. A Dra. Brennan esclarece, além disso, que a energia usada pelos *chakras* vem do que ela chama de Energia Universal. Essa energia é também conhecida no Oriente como *Prana* ou *Chi.*

Uma vez que o sistema de *chakras* não é facilmente visível, a maioria das pessoas não o conhece. No entanto, ele pode ser percebido por aqueles que possuem essa capacidade, ou o que é geralmente denominado de visão interior ou segunda visão. A quantidade de pessoas que possuem essa visão está crescendo mais rapidamente do que antes, principalmente entre as que trabalham com a medicina energética. No passado, pensava-se que a pessoa tinha essa capacidade porque havia nascido com ela. Essa é uma das maneiras de possuí-la. No entanto, é possível aprendê-la como resultado da prática, do desenvolvimento espiritual bem como da purificação. Algumas pessoas possuem seu sentido cinético muito mais desenvolvido do que a sua percepção visual, e é por isso que muitas pessoas podem sentir os *chakras* sem realmente vê-los. Utilizando seu sentido do tato, elas podem senti-los. A Dra. Brennan explicou que, a fim de perceber os níveis mais elevados (o quinto, o sexto e o sétimo *chakras*) entrou em um estado de meditação com seus olhos fechados. A experiência da Dra. Brennan nos informa que uma das maneiras pelas quais os *chakras* mais elevados podem ser vistos é com a nossa "visão interior".

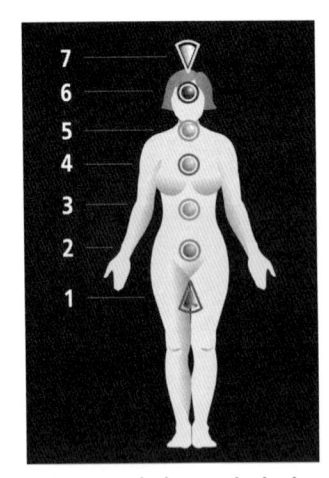

Os sete chakras principais

Existem muitos sistemas que esclarecem a localização e a função de cada *chakra*, e como é de se esperar, a informação que eles nos fornecem pode ser totalmente diferente, dependendo da técnica utilizada e da cultura da pessoa que está lidando com os *chakras*. As culturas ocidentais vêem as cores dos *chakras* de uma maneira, e as culturas orientais de outra, de acordo com a Dra. Rosalyn Bruyere, autora do livro *Wheels of Light*.

O sistema de *chakras* utilizado neste manual é o seguinte: o primeiro *chakra* que está localizado abaixo da região genital e entre as pernas é chamado de *Chakra* Base. O segundo *chakra* encontra-se exatamente acima do arco pubiano e é chamado de *Chakra* do Sacro. O terceiro *chakra* está abaixo do diafragma, conhecido como do Plexo Solar. O quarto *chakra* está no coração. O quinto *chakra* localiza-se na região da garganta, e o sexto *chakra* está na testa com o sétimo *chakra* conhecido como o *Chakra* da Coroa.

Pouco se sabe a respeito dos oitavo e nono *chakras*. O décimo *chakra* é de particular interesse para o nosso trabalho, conectando os exercícios físicos à conscientização da energia. Segundo Sharlene Young, uma terapeuta que trabalha com a energia no Rapid Eye Movement Institute no Oregon, o décimo *chakra* está localizado embaixo de nossos pés e a mais ou menos cinqüenta centímetros abaixo do chão. Esse *chakra* mantém a energia da vida diária e a clareza a respeito do objetivo de nossa vida.

Agradecimentos

Queremos manifestar nossa profunda gratidão a **Andréa, Célia, Eduardo, Gus Alejandro, Mariela** e **Vera** por se prontificarem a experienciar estes Exercícios Energéticos e a expressar sua opinião e partilhar os resultados com os leitores deste livro.

Obrigado a **Gastão Guedes** pelas brilhantes fotografias, planejamento e diagramação da edição em inglês. Além do que, desejamos manifestar nossos sinceros agradecimentos ao **Studio Dialeto**, em São Paulo, Brasil, por nos permitir usar o seu espaço pelo tempo necessário para concluir as fotografias e a **Paul Shepard** pelas muitas horas que gastou revisando o manuscrito.

Alessandra quer manifestar sua gratidão a Jalieh, que a convidou para ser co-autora deste livro. Uma vez que ambas são terapeutas corporais, seus interesses e paixão não estão distantes. Pelo fato de serem mãe e filha, elas têm em grande estima este raro relacionamento que inclui profunda amizade, amor e a combinação de aprendizado e dotes para trabalhar e servir. É com grande satisfação que ela partilha este trabalho de amor com Jalieh.

Jalieh quer agradecer a todos os **diplomados do IV Curso de Treinamento da Core Energetics** pelos anos nos quais trabalharam, exploraram, batalharam, amaram e fortaleceram seus vínculos com o mais profundo e extraordinário âmago de seu ser. Obrigada por partilharem esses momentos. Obrigada pelo seu amor transformador.

Jalieh e Alessandra querem agradecer, sincera e afetuosamente, a todos os **professores e colegas** dos vários cursos de treinamento com os quais estiveram envolvidas, que partilharam com elas e as inspiraram a criar novos exercícios.

Nossos colaboradores

Andréa Castro J. Teixeira possui experiência em dança, que começou a praticar a partir dos 8 anos de idade até fazer 23 anos. Aos 14 anos, começou a ensinar dança a crianças entre 4 e 10 anos de idade. Andréa acredita que a utilização da arte é uma maneira que possibilita a expressão de cada um de nós como pessoa. Atualmente, com 27 anos de idade, estuda psicologia na Universidade Paulista e dedica-se à educação infantil. Ela desenvolveu um método de ensino de auto-reflexão para crianças da pré-escola que inclui meditação e ioga. Ela também participou de trabalho espiritual em grupo relacionado com a Fraternidade Branca.

Célia Isabel Rodrigues, 56 anos, é formada em psicologia pela Universidade Católica de São Paulo. É fundadora e ex-diretora da Escola Espaço Aberto de Educação Infantil também em São Paulo. É diplomada pela UNIFMU como professora do curso de treinamento para Professores de Ioga. Atualmente, dá aulas em seu estúdio de Hatha Ioga em São Paulo.

Eduardo Luiz Davidoff Chagas Cruz tem 62 anos de idade e trabalha como administrador. Ele afirma: "O espírito governa o corpo e forja um processo de contínuo refinamento. O corpo (psicofísico) é o substrato dessa existência espiritual. O espírito está conectado à estrutura celestial antes, durante e depois desta vida. Creio em milagres, portanto em adaptabilidade."

Gustavo Alejandro Rodriguez, nascido em outubro de 1969, é instrutor de educação física, e está fazendo pós-graduação em fisiologia. "Tenho ensinado exercícios físicos desde 1993. Venho, de uma maneira ou de outra, praticando algum tipo de atividade física durante os últimos 35 anos. Tenho 6 anos de judô, 2 anos e meio de Wu-Shu (Kungfu), 8 anos em um circo, 4 anos de Spinning® e 20 anos de dança. Toda essa prática ensinou-me a maneira de perceber as sutilezas de nosso corpo. Respirar é uma delas, e isso é uma Arte!"

Mariella Bondezan Afonso Rodriguez, nascida em julho de 1977, tem diploma de estilista. "A arte e a expressão corporal são muito importantes em minha vida pessoal e profissional. Fazer parte deste projeto foi uma deliciosa viagem ao cerne de meu corpo, não apenas físico, mas também espiritual. Partilhar esta nova e emocionante experiência com pessoas tão sensíveis e enternecedoras ensejou-me a oportunidade de, mais facilmente, dar o melhor de mim para o sucesso deste projeto."

Vera Dutra diz: "Estar envolvida no trabalho (posando para este livro) foi uma experiência muito agradável para mim. Certo dia ouvi dizer que as pessoas não apenas cruzam nossos caminhos, elas levam parte do que somos e deixam um pouco de quem são. Das muitas dádivas que recebi deste trabalho, uma foi começar a perceber que, normalmente, não nos permitimos respirar em nosso pleno potencial. Assim agindo, impedimos a nós mesmos de sentir o cheiro das coisas, dos lugares e das pessoas, a temperatura do corpo, o odor do amor, de um amigo, as cores e os sons do mundo. Oxigênio é vida, é paz, é amizade, é oportunidade. Portanto, respire profundamente... respire sempre... é maravilhoso! Um grande beijo para todos vocês."

Bibliografia e Leituras Adicionais

Baker, Elsworth F., Dr. – *Man in the Trap: The Causes of Blocked Sexual Energy*. Macmillan Publishing Company, 1967.

Black, Stuart – *A Way of Light: Core Energetics*. IUniverse, 2004.

Brennan, Barbara Ann – *Hands of Light: A Guide to Healing through te Human Energy Field*. Bantam Books, 1987. [Mãos de Luz, publicado pela Editora Pensamento, São Paulo, 1990.]

Bruyere, Rosalyn L. – *Wheels of Light*. Revisado por Jeanne Farrens, Simon & Shuster, Fireside, 1989.

Dychtwald, Ken – *Bodymind*. Jeremy P. Tarcher/Perigree Books, 1986.

Conger, John P. – *Jung & Reich: The Body as Shadow*. North Atlantic Books, 1988.

Keleman, Stanley – *The Human Ground: Sexuality, Self and Survival*. Center Press, 1976.

Johnson, Stephen M. – *Character Styles*. Norton & Company, 1994.

Judith, Anodea e Vega, Selene – *The Sevenfold Journey – Reclaiming Mind, Body & Spirit through the Chakras*. Crossing Press, 1993.

Lowen, Alexander – *Bioenergetics*. Penguin Group, 1975.

Lowen, Alexander – *The Betrayal of the Body*. Collier Books, MacMillan Publishing Company, 1967.

Nabb, Jerry – *Core Energetics Concepts of Grounding*. Southwest Center for Core Energetics. Publicação própria.

Pierrakos, John C. – *Core Energetics*. Life Rhythm Publication, 1987. [Energética da Essência (Core Energetics), publicado pela Editora Pensamento, São Paulo, 1993.]

Pierrakos, John C. – *Eros, Love & Sexuality,* Life Rhythm Publication, 1987.

Wilhelm Reich – *Passion of Youth – An Autobiography, 1897-1922*. Organizado por Mary Boyd Higgins e Chester M. Raphael, Dr. Paragon House, 1990.

Sobre as Autoras

Jalieh Milani completou seus quatro anos de treinamento na Core Energetics da Alemanha, com o criador da disciplina, Dr. John C. Pierrakos, e o diretor de treinamento internacional Siegmar Gerken, Ph.D. Estudou com Michael Mamas, fundador e diretor da Escola para a Iluminação e Cura em San Diego. Ali, aprofundou os seus estudos a respeito do sistema energético do corpo e dos princípios da cura por imposição das mãos. Ela também diplomou-se na Faculdade de Dartmouth, especializando-se em economia. Desde a infância, Jalieh vem demonstrando interesse e habilidade no uso de seu corpo como instrumento tanto para o autoconhecimento como para a auto-expressão. Aos dez anos, tornou-se campeã de ginástica do Estado de São Paulo. A partir desse momento, começou a trilhar um caminho de exploração do corpo nos esportes, na dança e no teatro. Jalieh trabalhou como terapeuta corporal na Espanha e no Brasil, ministrando *workshops* e treinamentos, participando de dois cursos de especialização em Core Energetics em Brasília e em São Paulo e atendendo clientes em sua clínica particular. Vive atualmente em Atlanta, na Georgia, EUA, com seu marido e dois filhos, onde é conferencista, escritora e ministra seminários. Jalieh é membro da Comunidade Internacional Baha'i.

Alessandra Shepard viveu e trabalhou no Brasil durante 18 anos. Ela possui o grau de mestrado da Universidade de Stanford, e é Ph.D. em clínica psicológica da Universidade Católica de São Paulo. É co-fundadora dos primeiros SOS Mulheres no Brasil, na cidade de Campinas, SP, e exerceu o cargo de professora na Universidade do Estado de São Paulo durante 12 anos. Manteve uma clínica particular de psicoterapia enquanto vivia no Brasil. Ao deixar o Brasil, abandonou seu cargo na universidade e passou a seguir uma carreira em medicina energética e psicoterapia corporal. Ela estudou durante quatro anos na mundialmente famosa Escola de Cura Barbara Brennam, nos Estados Unidos, e outros quatro anos com o psiquiatra que criou a Core Energetics, Dr. John Pierrakos, e com Siegmar Gerken, Ph.D. Alessandra já ministrou cursos sobre as diversas maneiras de despertar a consciência e dirigiu *workshops* na Espanha e também nos Estados Unidos. Ela escreve uma coluna para uma revista da Carolina do Norte e está trabalhando em outro livro a respeito de energia e cura. Alessandra vive atualmente em Durham, Carolina do Norte, nos Estados Unidos, com o seu marido, onde mantém uma clínica particular, e dirige *workshops*.

Jalieh Juliet Milani
jaliehmilani@yahoo.com

Alessandra Shepard
alessandra@enocommons.org

Índice dos Exercícios Energéticos

Core Energetics no mundo

A Psicologia, como um campo da atividade humana, está crescendo e determinando que os comportamentos que levam a uma saúde permanente para as pessoas e para as sociedades devem ser direcionados ao ser humano como um todo. Ou seja, a saúde só pode ser mantida se as rejeições físicas, emocionais, mentais e espirituais, bem como as aspirações da pessoa, estiverem claramente definidas. Atualmente, Core Energetics pode ser encontrado, oferecendo cursos e treinamentos, nos Estados Unidos e em todo o mundo. A seguir, você encontrará informações a respeito de contatos que você poderá fazer para outros esclarecimentos em Core Energetics.

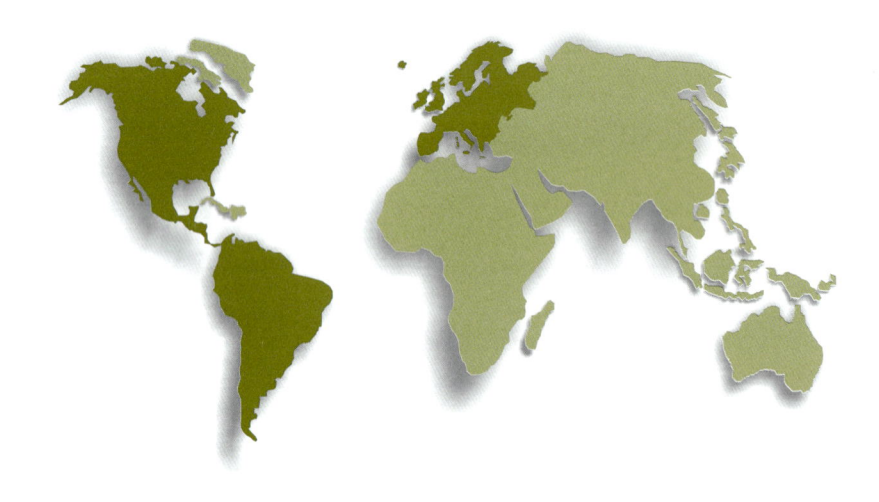

AMÉRICA DO NORTE

Estados Unidos
Califórnia
Institute of Core Energetics
Cornelia e Siegmar Gerken
Core@CoreEnergeticsInstitute.com
www.CoreEnergeticsInstitute.com
www.CoreEnergeticsEvolution.com

Carolina do Norte
Alessandra Shepard
alessandra@enocommons.org
Jalieh Milani
jaliehmilani@yahoo.com

Geórgia
Core Energetics Institute South
Pamela L. Chubbuck
coreenergetics@msn.com
www.core-energetics-south.com

Nova York
Institute of Core Energetics
Fundado por John C. Pierrakos
Stuart Black e Karyne B. Wilner
coreeastinfo@aol.com
www.coreenergeticseast.org

Novo México
Southwest Center for Core Energetics
Jerry Nabb e IrvingWahrhaftig
jlnabb@aol.com
irving@hubwest.com

Oregon
Northwest Pathwork and Core
Energetics
Portland
nwpce@jps.net

Pennsylvania/Rhode Island
Midwest Institute of Core Energetics
Karyne B. Wilner
karynew@aol.com
www.coreenergeticseast.org

México
Institute of Core Energetics
info@yollocalli.com
www.yollocalli.com

AMÉRICA DO SUL

Brasil
São Paulo
Instituto Core Energetics do Brasil
Monica S. Borine
www.brasil-coreenergetics.com.br
contato@brasil-coreenergetics.com.br
www.inic.com.br
inic.monica@terra.com.br

Instituto Core Energetics São Paulo
Ana M. Gavazzi
anagav@uol.om.br
instituto@coreenergetics.com.br
www.coreenergetics.com.br.

Brasília
Lúcia Helena de Alencastro
lhdalencastro@hotmail.com

EUROPA

Alemanha
Institute of Core Energetics
Cornelia e Siegmar Gerken
core@coreenergeticsinstitute.com
www.coreenergeticsinstitute.com

Itália
Hedwig e Ruppert Lorusso
teddy@core-energetics.com

Suíça
Walid Daw
info@core-energetics.ch
www.core-energetics.ch

OCEANIA

Austrália
Australian Institute of Core Energetics
light@robertkirby.com
www.robertkirby.com

Impressão e Acabamento

assahi
gráfica e editora ltda.